復旦大學 出版社

糖尿病小屋

上海人民广播电台
《活到100岁》节目系列丛书

U0259905

编写委员会

主 任 郭跃武　　孙向彤

主 审 贾伟平　　周　健

编 委（以姓氏笔画为序）

于浩泳	王　兵	石晶明	包玉倩
刘庆明	刘　芳	刘诗强	江小青
李　宁	李　青	李　鸣	狄建忠
沈　艳	张　频	陈海冰	陈意敏
周　健	袁幼庆	袁重庆	贾伟平
顾海鹰	夏　红	徐建青	殷　峻
黄　璐	章海红	韩峻峰	葛　声
阚　凯	潘洁敏	魏　丽	

秘 书 金　亚　　朱建辉

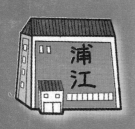

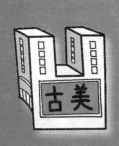

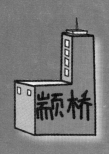

前　言

19 96 年，上海人民广播电台健康节目对外招聘医学专业的嘉宾主持人，经当时的上海市卫生局推荐，通过层层筛选，几位优秀的临床医生进入节目组，成为节目的医学顾问兼嘉宾主持。在长期的合作过程当中，发现广大市民对于健康科普知识的需求越来越多，不断有听众来信要求将节目内容编辑整理出书，以便日常查阅。

特别是随着 2011 年《活到 100 岁》节目的开播，听众要求出书的呼声日渐高涨。《活到 100 岁》是上海人民广播电台承前启后的一档优秀健康节目，其宗旨立足于生物 - 心理 - 社会相结合的现代医学模式，崇尚预防为主，从人的躯体健康、心理健康、心灵健康、社会健康、道德健康、环境健康等各个层面阐释大健康的概念，揭示生命存在的最佳状态，以期使广大听众在"治未病"阶段获得最大帮助。

今年欣逢上海人民广播65周年，在电台领导的大力支持下，《活到100岁》节目组深入基层，在各区县卫生行政部门的配合下，向全市发放了10 000份健康问卷进行调研，了解广大市民对健康问题的认知和具体要求。经过对10 000份问卷的收集和整理，决定从常见病、多发病入手，将广大听众所关注的健康问题请医学专家逐一回复，整理汇编成为一套健康科普系列丛书，并聘请专业绘画人员绘图，采用图文并茂的形式陆续出版。

进入21世纪以来，伴随物质生活条件的过度丰裕和人们生活方式的改变，糖尿病的发病人群迅速扩大，流行病学调查显示我国目前有接近1亿的糖尿病患者，还有超过1亿的糖尿病前期人群，如何做好广大"糖友"的防治和健康管理已成为一个迫在眉睫的难题。"糖尿病小屋"提供了一种患者自我管理的成功方法，它源自上海交通大学附属第六人民医院／上海市糖尿病临床医学中心所创立的糖尿病医院-社区一体化管理模式，目前已开始在全国推广。祈望通过本书的出版能够为潜在或已经成为糖尿病患者的广大人群提供一些有益的帮助。

谨以此书向上海人民广播65周年献礼！

编　者

2014年5月

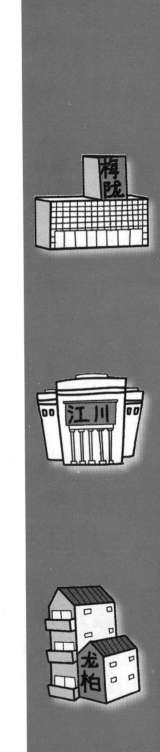

不同人群

1. 胖子
朋友介绍了一个失传很久的偏方，吃了它就可以根治我的糖尿病

2. 瘦子
切，我这么瘦，才不会得糖尿病呢

3. 孕妇
虽然怀孕时我血糖挺高，但是生完小孩后我肯定会没事儿

4. 小孩
我家娃还是个小毛头，不可能得糖尿病的

5. 老人
我一直坚持吃无糖食品，为什么血糖还是控制不好

6. 运动员
这血糖嘛，当然是越低越好

糖尿病危险度评分表

填写下表，通过各项评分的总和来测试您患 2 型糖尿病的危险性。

1. 您的年龄

☐ 35 岁以下，评分 0 分

☐ 35~44 岁，评分 1 分

☐ 45~54 岁，评分 2 分

☐ 55~64 岁，评分 3 分

☐ 65 岁及以上，评分 4 分

2. 在您的近亲成员及亲属中（有血缘关系）是否有糖尿糖患者

☐ 没有，评分 0 分

☐ 有，在父母或兄弟姐妹或自己的孩子中，评分 5 分

☐ 有，在（外）祖父母或姑 / 姨 / 叔（伯）舅或堂（表）兄弟姐妹中，评分 3 分

（这个问题最高不可以超过 5 分）

3. 以肚脐为高度测量你的腰围是多少（如果您手头没有尺子，可以用一段绳子来测量，然后与书页边印刷的标尺相比对，从而测出您的腰围）

评分	女性	男性
☐ 0 分	小于 80 cm	小于 94 cm
☐ 3 分	80~88 cm	94~102 cm

4. 您是否每天至少活动 30 分钟，包括工作、做家务、业余时间的活动

☐ 是，评分 0 分

☐ 否，评分 2 分

5. 您经常吃蔬菜、水果或者粗粮吗

☐ 每天都吃，评分 0 分

☐ 不是每天都吃，评分 1 分

6. 您是否按照医嘱服用过降高血压的药物

☐ 否，评分 0 分

☐ 是，评分 2 分

7. 您是否曾经被查出血糖过高，例如在体检时、患病时或怀孕时

☐ 否，评分 0 分

☐ 是，评分 5 分

8. 您的体质指数是多少 [体质指数 = 体重（kg）/ 身高（m²）]

☐ 小于 25 kg/m²，评分 0 分

☐ 25~30 kg/m²，评分 1 分

☐ 大于 30 kg/m²，评分 3 分

计算各项得分的总分，评价您在 10 年内患 2 型糖尿病的危险性。

小于 7 分：危险很低，发病概率 1%

7~11 分：轻度危险，发病概率 4%

12~14 分：中度危险，发病概率 18%

15~20 分：高度危险，发病概率 33%

大于 20 分：危险极高，发病概率 51%

注:此危险度评分表为芬兰糖尿病危险度评分表（FINDRISC），李江译，此中文版本由芬兰赫尔辛基大学 Tuomilehto 教授授权使用。

目录

01

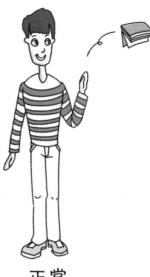

正常

糖尿病小屋

02

高危人群

糖尿病小屋

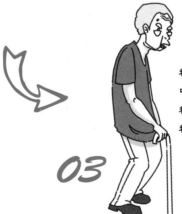

03

患者

糖尿病如何诊断

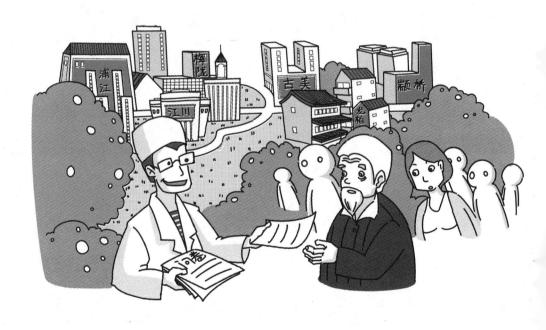

诊断流程

步骤 01

询问病史（三多一少）

步骤 02

测静脉血糖

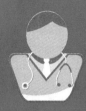

空腹血糖 < 6.1 mmol/L
餐后 2 小时血糖 < 7.8 mmol/L
} 正常人

餐后 2 小时血糖 ≥ 11.1 mmol/L
或者空腹血糖 ≥ 7.0 mmol/L
} 糖尿病

步骤 03

口服葡萄糖耐量试验（OGTT）

75 克葡萄糖负荷后 2 小时血糖
≥ 11.1 mmol/L
} 糖尿病

75 克葡萄糖负荷后 2 小时血糖
≥ 7.8 mmol/L 但 < 11.1 mmol/L
} 糖尿病前期

诊断标准

01 糖尿病症状加随机血糖 ≥ 11.1 mmol/L（典型症状包括多饮、多尿和不明原因的体重下降；随机血糖是指不考虑上次用餐时间，一天中任意时间的血糖水平）

或

02 空腹血糖 ≥ 7.0 mmol/L

（空腹是指至少 8 小时没有热量摄入）

或

03 75 克葡萄糖负荷后 2 小时血糖 ≥ 11.1 mmol/L

注：无糖尿病症状者，需另日重复测定静脉血糖以明确诊断。

糖尿病分为哪几种类型?

糖尿病分为四型

❶ 1型糖尿病:患者自身免疫系统存在缺陷,导致胰岛 β 细胞破坏,胰岛素分泌水平绝对不足

❷ 2型糖尿病:在胰岛素抵抗基础上胰岛素分泌进行性下降所致

❸ 其他原因导致的特殊类型糖尿病:如胰岛 β 细胞功能的遗传缺陷、胰岛素作用的遗传缺陷、胰腺外分泌疾病(如囊性纤维化)、药物或化学物质导致等

❹ 妊娠糖尿病

哪些指标用来诊断糖尿病?

a. 空腹静脉血糖 ≥ 7.0 mmol/L (空腹至少 8 小时)。

b. 或口服葡萄糖耐量试验 2 小时静脉血浆血糖 ≥ 11.1 mmol/L (应用世界卫生组织的方法,75 克无水葡萄糖溶解于水中)。

c. 或随机静脉血糖 ≥ 11.1 mmol/L。

注:无临床症状者需要复查证实。

糖尿病患者的糖化血红蛋白指标是否都要控制在 6.5% 以下呢?

糖化血红蛋白
意　义
糖化血红蛋白是糖尿病监测中很重要的一个指标，正常人 <6.5%。可以反映近 8~12 平均的血糖水平。

糖化血红蛋白
控制目标
2 型糖尿病患者的糖化血红蛋白控制在 <7%，但应个体化。高龄糖尿病患者可控制在 7.5% 以下，<6.5% 有可能会发生低血糖。

低血糖

● 临床表现

低血糖的临床表现多种多样，多为交感神经兴奋症状及脑功能障碍症状，如出汗、心悸、心率增快、饥饿、面色苍白、反应迟钝、肌肉颤抖、焦虑，以及头晕、思维迟钝、认知障碍、抽搐，甚至昏迷等。

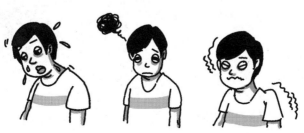

● 诊断标准

　　糖尿病患者血糖 ≤ 3.9 mmol/L。

● 危　害

　　（1）老年人发生低血糖时症状不甚明显，甚至毫无不适感觉，有的直接出现昏迷，容易引起误诊。如不施以及时正确的诊治，则会造成脑细胞的不可逆损害，甚至致命。

　　（2）低血糖发生后，调动了机体的保护性反馈机制，体内升糖激素分泌，出现反应性高血糖，血糖高低起伏，不利于病情控制。

　　（3）反复发生的低血糖还会使原有的脑血管病变加重或诱发脑水肿和脑血管意外。

　　（4）严重的低血糖可导致意识改变和昏迷，易诱发脑血管意外和心肌梗死。

● 治　疗

　　出现低血糖早期症状时，应尽快给予易吸收的糖类饮食，如葡萄糖溶液、含碳水化合物高的食物（一片面包、三四块苏打饼干、一至两粒糖果、巧克力、果汁或含糖饮料、蜂蜜等），症状便能很快缓解。同时，患者应及时卧床休息，减少消耗。若进食数次后症状无明显改善或仍持续低血糖，则需立即就医，静脉滴注葡萄糖液，以防止危及生命。如果是因为服用磺胺类口服降糖药引起的低血糖，口服葡萄糖效果不佳，最好进行静脉给药。如神志已发生改变或昏迷，亲友应立即将患者送往医院，为抢救生命争取时间。

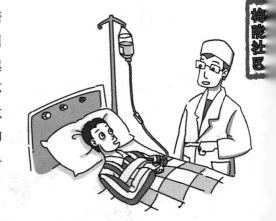

得了糖尿病如何自我监测血糖水平?

（1）时间：糖尿病患者进行血糖自我监测时可以选择一天中不同的时间点，包括餐前、餐后（一般为餐后2小时）、睡前及夜间（一般为凌晨2~3点）。

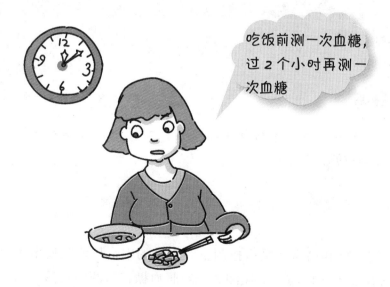

吃饭前测一次血糖，过2个小时再测一次血糖

（2）频率：根据患者病情的实际需要决定。

A. 非胰岛素治疗的2型糖尿病患者，应根据治疗方案和血糖控制水平决定血糖监测的频率和方案，一般可每周监测3天。

B. 生活方式治疗患者，建议每2周监测5~7个时间点血糖谱，以指导营养和运动方案。如果血糖持续不达标，应尽早开始药物治疗。

C. 胰岛素治疗的患者，每天至少需要进行 2 次血糖监测，可根据不同的治疗制订个体化的监测方案，具体方法如下。

 胰岛素强化治疗患者血糖的自我监测方案

胰岛素强化治疗（多次胰岛素注射或胰岛素泵治疗）的患者在治疗开始阶段应每天监测血糖 5~7 次，建议涵盖空腹、三餐前后、睡前。如有低血糖表现，应随时监测血糖。如出现不可解释的空腹高血糖或夜间低血糖，应监测夜间血糖（表 1）。达到治疗目标后，每天监测血糖 2~4 次。

表 1 多次胰岛素注射治疗的血糖监测方案举例

血糖监测	空腹	早餐后	午餐前	午餐后	晚餐前	晚餐后	睡前
达标前或治疗开始时	×	×	√	×	√	×	×
达标后	×				×	×	×

注："×"表示需要测血糖的时间；"√"表示可以测血糖也可以不测血糖的时间。

 基础胰岛素治疗患者的血糖自我监测方案

使用基础胰岛素（是指控制空腹血糖的中、长效胰岛素）治疗的患者在血糖达标前每周监测 3 天空腹血糖，每两周复诊 1 次，复诊前 1 天加测 5 个时间点血糖谱；在血糖达标后每周监测 3 次血糖，即空腹、早餐后和晚餐后（表 2），每月复诊 1 次，复诊前 1 天加测 5 个时间点血糖谱。

表 2 基础胰岛素治疗的血糖监测方案举例

血糖监测	空腹	早餐后	午餐前	午餐后	晚餐前	晚餐后	睡前
达标前或治疗开始时							
每周 3 天	×						
复诊前 1 天	×	×		×		×	×
达标后							
每周 3 次	×	×				×	
复诊前 1 天	×	×		×		×	×

 每日两次预混胰岛素治疗患者的血糖自我监测方案

使用预混胰岛素（是指控制餐后血糖的短效胰岛素和控制空腹血糖的中长效胰岛素以一定的比例混合在一起）患者在血糖达标前每周监测 3 天空腹血糖和 3 次晚餐前血糖，每两周复诊 1 次，复诊前 1 天加测 5 个时间点血糖谱；在血糖达标后每周监测 3 次血糖，即空腹、晚餐前和晚餐后（表 3）。每月复诊 1 次，复诊前 1 天加测 5 个时间点血糖谱。

表 3 每天两次预混胰岛素注射患者的血糖监测方案举例

血糖监测	空腹	早餐后	午餐前	午餐后	晚餐前	晚餐后	睡前
达标前或治疗开始时							
每周 3 天	×				×		
复诊前 1 天	×	×		×		×	×
达标后							
每周 3 次	×				×		
复诊前 1 天	×	×		×		×	×

11

血糖自我监测需要注意哪些要领？

操作要规范

测试前，准备采血工具、血糖仪和血糖试纸。

测试中，建议一次性吸取足量的血样量。

测试后，记录血糖测试结果。如果测试结果可疑，则建议重新测试一次。

取下测试用的血糖试纸，与针头一起丢弃在适当的容器中。

将血糖测试用品存放在干燥清洁处。

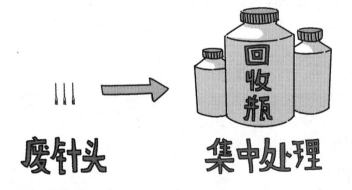

测试结果要准确

新买的血糖仪、启用新的试纸条或血糖仪更换电池后，需要用随机所带的模拟液或质控液进行仪器校正。

当自我监测结果与糖化血红蛋白或临床情况不符时，或怀疑血糖仪不准确时，应及时咨询医护人员或与血糖仪产品厂家联系，进行仪器校准。

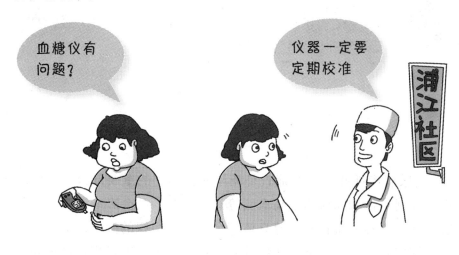

血糖日志要重视

血糖日志应包含血糖、饮食、运动等多方面信息，能反映患者在一段时间内的血糖控制趋势以及药物、饮食和运动对血糖控制的影响。

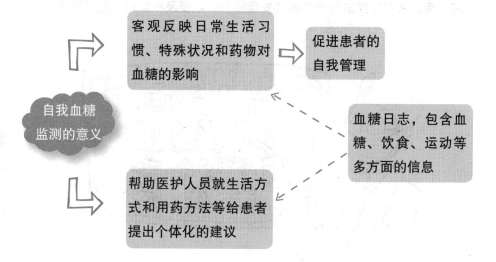

都说糖尿病不可怕，可怕的是并发症。那么我们如何筛查糖尿病慢性并发症？

糖尿病慢性并发症的筛查是糖尿病管理中的重要部分。长期的血糖控制不佳和高血压、高血脂等其他代谢紊乱会影响到眼睛、肾脏、神经、心脑血管及足等身体多个器官和组织的健康，引起一系列的糖尿病并发症。糖尿病慢性并发症有一个发展过程，且早期可无自觉症状，或者由于患者缺乏相关的糖尿病知识，不能及时发现自身病理改变。而当出现明显症状时可能已到中晚期，延误了最佳治疗时机，造成无法逆转的健康损害。如何早期发现糖尿病并发症呢？除了控制好血糖之外，糖尿病慢性并发症的筛查是不可忽视的重要环节。

糖尿病患者应定期进行糖尿病并发症筛查，以便及早发现，及时治疗。

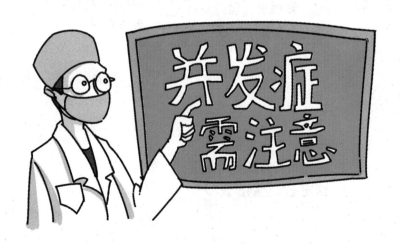

并发症需注意

糖尿病眼病的筛查

所有 1 型糖尿病的患者，如果尚未出现视网膜病变，应每年检查一次眼底；如果已知视网膜病变则半年要检查眼底。2 型糖尿病患者如果已出现视网膜病变，则应每年或半年或更短些时间进行眼底检查，未发现视网膜病变患者可以延长检查时间。另外，血糖长期控制效果不理想或有糖尿病肾病患者也应增加眼底检查次数。糖尿病眼病检查项目包括裸眼视力、白内障检查、眼底检查、眼底数码照相、眼底荧光血管造影等。刚确诊 2 型糖尿病的患者应立刻进行一次眼底筛查，因为有些患者在确诊糖尿病时可能已经存在视网膜病变。有数据显示，新诊断的 2 型糖尿病患者中有 10% ~ 28% 存在视网膜病变。及早进行眼底检查，可以早期发现视网膜病变并及时干预和治疗。

 糖尿病肾病的筛查

糖尿病肾病最早期的表现是肾小球滤过率增高，双肾体积增大，但是临床上并无任何症状。当尿常规检查发现有蛋白尿时往往表明糖尿病肾病已到中晚期，而尿微量白蛋白检测是目前早期诊断糖尿病肾病的最简便和敏感的检测方法。由于尿微量白蛋白定量检测受到尿量等因素影响，需要留取 24 小时尿液进行化验，或者检测尿白蛋白排泄率，即尿白蛋白和尿肌酐的比值。所有 1 型糖尿病患者以及所有病程 5 年以上的 2 型糖尿病患者都应每年进行尿微量白蛋白检测。当糖尿病患者尿白蛋白排泄率增高时，至少每半年检查一次；如果有明显的临床症状，如出现泡沫尿等，要缩短检查时间，增加检查频率。通过检查可以帮助患者早期发现糖尿病肾病，以便及时治疗和逆转，阻止病情进一步恶化，延缓慢性肾功能不全、尿毒症等不良后果的发生。同位素检查肾小球滤过率是评判肾功能的金标准，但受检查设备和试剂的限制，在基层医院较难开展。

 糖尿病大血管病变的筛查

心脑血管疾病仍是人类死亡的头号杀手，糖尿病是发生心脑血管疾病的重要危险因素。糖尿病患者除了控制血糖外，应定期筛查是否存在冠心病、脑血管病和周围血管病等大血管病变的危险因素，以达到预防和有效抑制大血管病变的发生发展。进行大血管危险因素的筛查主要包括以下几个检查项目：血脂、血压、身高、体重、腰围、臀围、吸烟史、尿微量白蛋白、有无冠心病或脑卒中家族史、颈动脉超声、心电图等，有条件的医院必要时还可进行头颅磁共振、冠状动脉螺旋 CT 等检查。

 糖尿病足的筛查

糖尿病足部疾病也是糖尿病慢性并发症中较常见的一种并发症。早期可表现为下肢感觉异常、麻木、发凉，下肢触觉、痛觉和温度感觉逐渐消失等症状，病情严重的患者则出现破溃、坏疽，甚至要截肢。在糖尿病足的筛查中，主要包括周围神经和周围血管病变的筛查。周围神经病变的症状包括爪状脚趾、破皮、静脉肿胀、足部有刺痛感、痛觉和触觉减退或丧失等，其检查项目主要有：①检查患者足部有无皮肤干燥，脚毛或趾甲有无异常，有无胼胝或缺失；②检查大踇趾背部正常震动感觉的等级，震动感有无减低或消失等；③观察正常踝关节神经反射的等级，查看神经反射是否减低或消失。周围血管病变则表现为如脚冷、皮肤发亮变薄、足背动脉搏动减弱或消失、皮下组织萎缩等。条件允许的话，临床上还可以做踝肱指数测定、下肢血管超声、血管磁共振、四肢肌电图等检查来进行早期诊断。

糖尿病发病

如果一直持续高血糖的状态，会对身体造成伤害，从而导致眼睛、肾脏、神经、大血管及足等身体多个器官和组织功能下降

5~10 年后

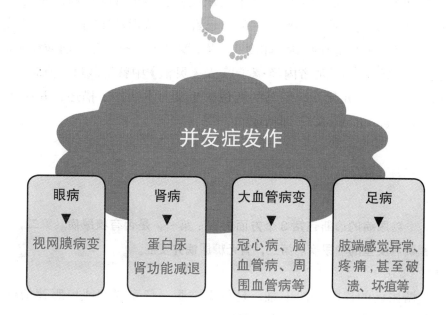

并发症发作

眼病 ▼	肾病 ▼	大血管病变 ▼	足病 ▼
视网膜病变	蛋白尿 肾功能减退	冠心病、脑血管病、周围血管病等	肢端感觉异常、疼痛，甚至破溃、坏疽等

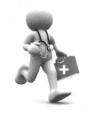

糖尿病如何诊断?

糖尿病是一种现代社会常见的慢性病之一，是由于体内胰岛素分泌绝对或相对不足，或外周组织对胰岛素不敏感，引起以糖代谢紊乱为主的一种全身性疾病。糖尿病典型症状有多饮、多食、多尿和体重减轻等。然而糖尿病并不是现代社会新出现的疾病，而是一种古老的疾病，数千年前，人们就已经开始认识糖尿病。关于糖尿病的记载，最先见于中国、印度、埃及、罗马等国家。公元前400年，我国最早的医书《黄帝内经·素问》及《灵枢》中就记载过"消渴症"这一病名。公元元年，罗马的两位医生又对本病作了描述，并命名为"diabetes mellitus"，即糖尿病。

糖尿病的诊断

糖尿病的诊断包括3个方面内容：第一，是否有糖尿病。第二，是哪种类型的糖尿病。第三，有无糖尿病并发症。

糖尿病的诊断一般不难，是依据空腹、任意时间或口服葡萄糖耐量试验2小时血糖值作为诊断标准。空腹血糖≥ 7.0 mmol/L 和（或）

餐后 2 小时血糖≥ 11.1 mmol/L 即可确诊。这里的空腹是指至少 8 小时内无任何热量摄入；任意时间指一天内任何时间，无论上次进餐时间及食物摄入量；餐后 2 小时，常常是以进餐 100 克（2 两）馒头为标准。当血糖升高的程度未达到糖尿病诊断标准，可以进行口服葡萄糖耐量试验（OGTT）进一步确诊糖尿病。让患者在空腹情况下口服 75 克无水葡萄糖（或 82.5 克含 1 分子结晶水的葡萄糖粉），于 2 小时后抽血检查血糖水平。服糖后 2 小时血糖≥ 11.1 mmol/L 可诊断为糖尿病。做口服葡萄糖耐量试验的注意事项：早餐空腹取血后将无水葡萄糖 75 克溶于 250~300 ml 水中，于 5 分钟内服完。试验过程中不喝任何饮料、不吸咽、不做剧烈运动，无需卧床。从口服第一口糖水时计时，于服糖后 30 分钟、1 小时、2 小时及 3 小时抽血（若用于诊断可仅取空腹及 2 小时血样）。试验前 3 天每天碳水化合物摄入量不少于 150 克；试验前停用影响糖代谢的药物。

　　按照世界卫生组织 1999 年的标准，正常人的血糖应该是空腹血糖＜ 6.1 mmol/L，口服 75 克葡萄糖后 2 小时血浆血糖＜ 7.8 mmol/L。由此可见，在正常人和糖尿病之间的状态属于"糖尿病前期"，正式的名称叫糖调节受损。糖调节受损包括糖耐量异常 (IGT)，即 OGTT 试验 2 小时后的血糖水平升高，超过 7.8 mmol/L，但仍未达到 11.1 mmol/L 的糖尿病诊断标准；空腹血糖受损（IFG），即指空腹血糖升高，达 6.1~7.0 mmol/L，但未达到糖尿病的诊断标准。

　　糖调节受损可以说是一种正常人向糖尿病的过渡状态，这部分人虽然现在还不是糖尿病，但是将来发生 2 型糖尿病的危险性非常高，可以说是糖尿病的"后备军"。据有关研究报道，每年有 5%~8%的糖调节受损者将发展成为 2 型糖尿病患者。此外，IGT 者发生心血管病变，如心绞痛、心肌梗死的危险性也大大提高。

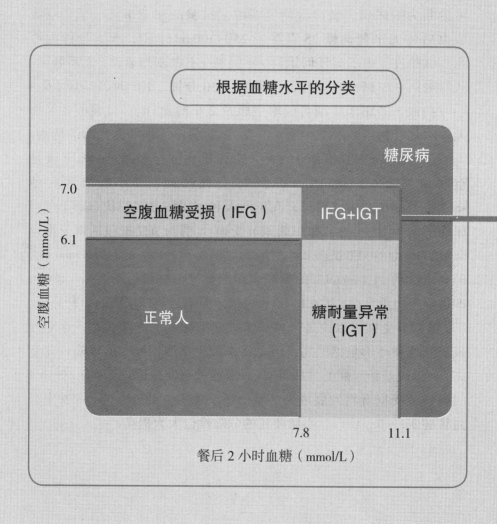

根据血糖水平的分类

糖尿病

空腹血糖（mmol/L）

7.0

空腹血糖受损（IFG）

IFG+IGT

6.1

正常人

糖耐量异常（IGT）

7.8　　　　11.1

餐后 2 小时血糖（mmol/L）

糖尿病前期是糖尿病的潜在人群，为避免恶化为糖尿病，必须改变生活习惯，最重要的是改变暴饮暴食、运动不足等习惯

恶化为
糖尿病

糖尿病前期
是糖尿病的
潜在人群

空腹血糖值
≥ 6.1 mmol/L
<7.0 mmol/L
餐后 2 小时血糖值
≥ 7.8 mmol/L
<11.1 mmol/L

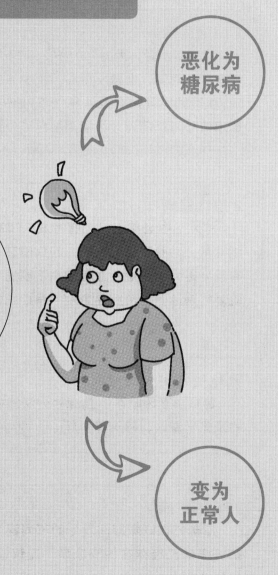

进展为糖尿病的风
险是正常人的
5~20 倍

变为
正常人

糖尿病的分型

1 型糖尿病

发病年龄轻，大多 <30 岁，起病突然，多饮、多尿、多食、消瘦症状明显，血糖水平高。不少患者以酮症酸中毒为首发表现，血清胰岛素和 C 肽水平低下，胰岛细胞自身抗体可呈阳性。单用口服降糖药无效，需用胰岛素治疗。

2 型糖尿病

常见于中老年人，肥胖者发病率高，常可伴有高血压、血脂异常、动脉硬化等疾病。起病隐袭，早期无任何症状，或仅有轻度乏力、口渴，血糖增高不明显者需做口服葡萄糖耐量试验才能确诊。血清胰岛素水平早期正常或增高，晚期低下。

其他特殊类型糖尿病

包括由基因缺陷、胰腺外分泌疾病、其他内分泌疾病、药物及化学制剂、感染等引起。

妊娠糖尿病

指孕妇在妊娠期间发生的不同程度的糖耐量异常，但不包括妊娠前已经存在的糖尿病。建议在妊娠 24 ~ 28 周进行糖尿病筛查。

糖尿病诊断中的误区

（1）诊断糖尿病的依据是血糖而不是尿糖，尿糖阳性并非一定就是糖尿病，因为除了糖尿病之外，还有多种原因可引起尿糖阳性。

（2）"只要空腹血糖正常就高枕无忧了"的看法是错误的。大量研究显示，如果忽略了餐后血糖，仅检查空腹血糖，可能会有一半左右血糖异常的患者漏诊。所以，对于糖尿病的高危人群仅筛查空腹血糖远远不够，应同时做口服葡萄糖耐量试验。

上述人群筛查后，如果糖耐量检查结果正常，应在 1 年后复查；如果检查结果为糖尿病，则应立即开始治疗；若检查结果属于糖尿病前期，应在医生的指导下进行生活方式干预，甚至药物干预。

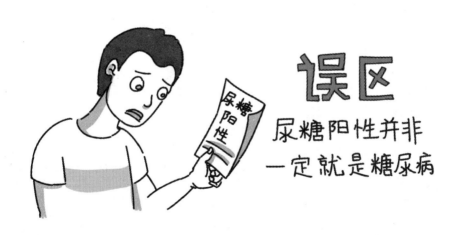

糖尿病可以预防吗

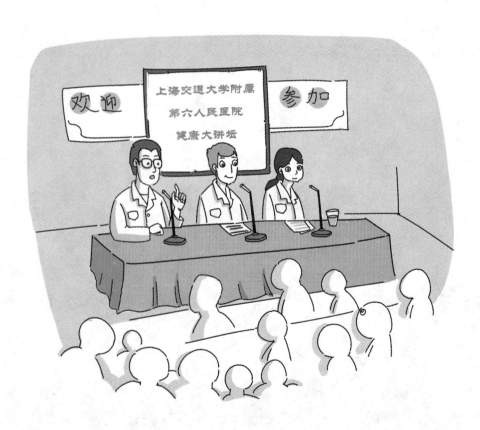

哪些人属于糖尿病高危人群?

空腹血糖受损（空腹血糖 <7 mmol/L 但在 6.1 mmol/L 以上）或糖耐量减低者（糖耐量 2 小时血糖 <11.1 mmol/L 但在 7.8 mmol/L 以上）

糖尿病家族史者，也就是父母亲一方、兄弟姐妹或其他亲属有糖尿病患病史

长期使用一些影响糖代谢药物者，如糖皮质激素、利尿剂等

体型肥胖者，尤其是那些"大肚子细腿"的人，不仅易患糖尿病，常常同时合并高血压、血脂异常

吸烟、体力活动少、生活压力大和精神持续紧张者

年龄 ≥ 45 岁者，糖尿病发病率随着年龄而增长，自 45 岁后明显上升，至 60 岁达高峰

已经患有高血压、血脂异常或早发冠心病者

出生时体重低或婴儿期体重比一般小孩轻的，长大后也易患糖尿病

以往怀孕时曾有过血糖升高或生育巨大儿（婴儿体重 4 千克以上）的女性

上述人群筛查后，如果糖耐量检查结果正常，应在 1 年后复查；如果检查结果为糖尿病，则应立即开始治疗；若检查结果属于糖尿病前期，应在医生的指导下进行生活方式干预，甚至药物治疗

高危人群该如何预防糖尿病?

- 采用积极健康的生活方式
- 保持健康的心理状态
- 强化生活方式的干预或进行适当的药物治疗
- 积极治疗高血压、血脂异常等其他代谢疾病
- 定期监测血糖

糖尿病前期要干预和管理吗?

糖尿病前期是指空腹血糖 6.1~6.9 mmol/L 和（或）餐后 2 小时血糖 7.8~11.1 mmol/L 的人群。

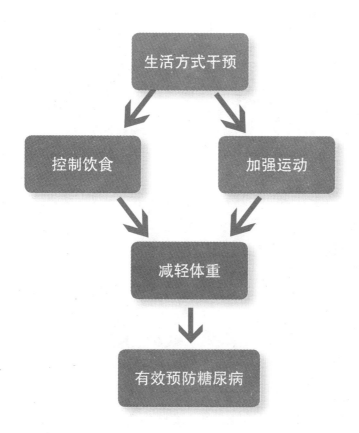

血糖高就是糖尿病吗？

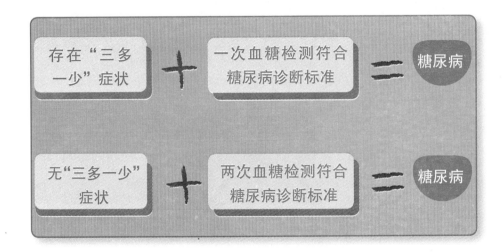

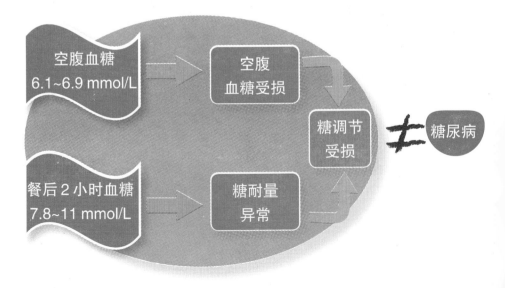

糖尿病是由于吃多了引起的吗？

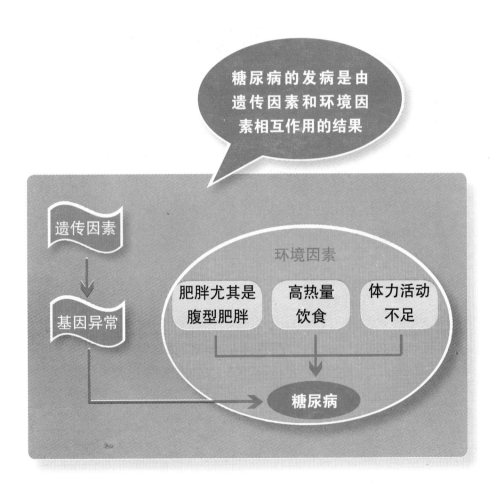

肥胖儿童要当心糖尿病吗？

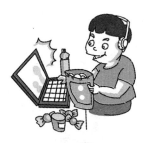

儿童

| 快餐、饮料、膨化食品等不健康饮食 | 电视、电脑不断普及，儿童用于体育活动的时间日趋减少 |

小胖墩

胰岛素的作用效率降低，出现胰岛素抵抗

胰岛 β 细胞超负荷工作

长此以往 → 儿童糖尿病

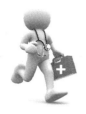

糖尿病可以预防吗?

　　糖尿病是个非常古老的疾病,我国的古籍医典中把糖尿病称之为"消渴症"。对于其发病特点,古代医家把它总结为"膏粱肥甘之变,酒色劳伤之过,皆富贵者得之,而贫贱者少有也"。可见,我们的祖先早在几千年前就对糖尿病有了非常深刻的认识,清晰形象地概括出它的发病原因和流行特点。时至今日,随着近30年来我国经济的迅猛发展和人民生活水平的迅速提高,居民的饮食结构和生活习惯正经历着巨大变化。与此同时,我国肥胖及糖尿病患病人数以超乎想象的速度急剧增多,已经成为全球糖尿病第一大国。如果说我国糖尿病正处于暴发流行期,则一点都不夸张。

发病率高,诊断率低

地域差别明显

发病年龄年轻化

一、我国糖尿病的流行特点

 发病率高，诊断率低

我国为人口大国，加之近 30 年糖尿病患病率的不断增加，故糖尿病的绝对人数不容小视。据最新资料表明，我国成人糖尿病患病率已达 11.6%，患病的人数超过 1.1 亿，占全球总糖尿病人数的 1/3。除此之外，我们还拥有庞大的糖尿病前期人群，随着我国社会老龄化的加剧，这部分人群还将不断扩大并逐渐加入到糖尿病的大军里来。但由于各地经济状况和卫生条件的差异，糖尿病的确诊率总体不高，不少经济欠发达地区的糖尿病筛查率和确诊率都相对较低；加之有些糖尿病患者早期无任何症状，等出现了严重的慢性并发症时才来就医，从而延误了诊治，错过了最佳的诊治时机。

 地域差别明显

从地域分布看，我国糖尿病患病率很不均衡，基本上呈现"北高南低、东高西低"的分布特征。从南北地域差异来看，东北地区患病率较高；自东北向南区域，患病率逐渐降低；河北、山东、河南等中原省份基本代表了全国糖尿病患病率的平均水平，中南地区特别是经济不太发达的省份，糖尿病患病率明显较低。从东西部地区差异来看，东部沿海地区高于内地，特别是江、浙、沪一带。这与我国目前区域经济发展水平呈相同分布状态，体现了糖尿病患病率与居民生活水平高低紧密相关。

 发病年龄年轻化

过去，我们认为糖尿病，尤其是 2 型糖尿病主要威胁中老年人的健康，但现在其危害群体越来越年轻化。现代化快节奏的生活和高强度的工作，迫使年轻白领不仅白天承受巨大的工作压力，晚上还得熬夜，得不到充分休息，因此绝大多数人长期处于"神经紧张焦虑"的状态，心理压力非常大。紧张和焦虑的情绪促使人体长期处于应激状态，体内大量分泌出"应激激素"，使血糖升高。长此以往，就会引发糖尿病。此外，年轻人有喜欢吃零食、加餐的习惯，他们中的大部分很少养成体育锻炼的习惯，因此逐渐成为糖尿病的高危人群。

二、糖尿病的病因

遗传因素使子弹上膛，
环境因素扣动扳机

目前，糖尿病仍是一个难以根治的慢性终身性疾病，它的病因还没有被完全阐明。但众多专家一致认为：糖尿病是由先天的遗传因素和后天所处的生活环境及生活方式共同导致的。可以用一句话形象的概括为："遗传因素使子弹上膛，环境因素扣动扳机"。这里所说的"遗传因素"所指的并非是狭义的家族遗传——父母遗传给子女，而指的是我们亚裔人种本身的基因特点，也叫基因易感性。因为从长期遗传学的研究结果来看，亚裔人种属于糖尿病的易患人种。也就是说，在同样富裕生活的条件下，亚裔人较西方人更易患糖尿病。这种基因上的易感性是在漫长的自然选择中逐渐形成的，在短时间内无法改变。我们所能掌控的只有尽量不去触发"扳机"——认识到生活方式的重要性，并逐步形成良好、健康的饮食、运动习惯等，只有这样，才能掌握主动、防患未然、未雨绸缪。

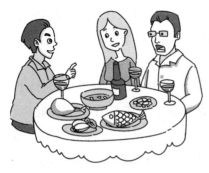

▲饮食过量

吃得过饱，使生产胰岛素的胰岛负担过重

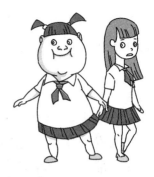

▲运动不足

身体不运动，体内脂肪不断积累，导致肥胖

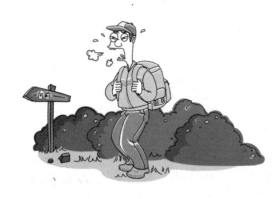

▲年龄增加

随着年龄增加，身体器官和组织功能下降，分泌胰岛素和利用葡萄糖的能力也下降

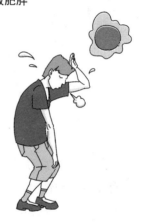

▲压力过大

平日的压力得不到缓解，生活作息容易混乱，血糖水平上升

三、糖尿病的预防

我们祖国传统医学很早就有"治未病"的概念，"治未病"与现代医学的"预防"观念具有同样的内涵，是指在疾病未发生之时进行干预，实为一种预防思想。医圣孙思邈反复告诫："消未起之患，治未病之疾，医之于无事之前。"如同有效的预测、防范措施是人类应对海啸、洪水、地震等自然灾害的最佳手段一样，在糖尿病等危害人类生命的慢性疾病还没有发生之前，采取必要的手段来避免其发生，无疑也是医学发展的最高境界。

控制体重，保持体型；保持健康年轻的心态；重视常规体检，定期"保养"；重视糖尿病健康教育

 控制体重，保持体型

糖尿病和肥胖具有天然的联系。有研究发现一个有趣的现象，在2型糖尿病患者中，有约80%的患者是超重或肥胖者；另外，在肥胖的人群中有约50%的人患有2型糖尿病。中国人的肥胖大多是腹型肥胖，即内脏脂肪比例高，而这是胰岛素抵抗、糖尿病发病的一个重要原因。因此，保持匀称的体型、减去多余脂肪也是改善胰岛素抵抗，从而预防糖尿病的重要手段。

近些年，我们还发现肥胖和2型糖尿病在青少年中发病率逐年增加，这种趋势令人担忧。其原因是多方面的：很多家长过于担心孩子营养不够，采取"填鸭式"的方式喂养孩子，结果导致营养过剩；另外，现在孩子们的学习负担越来越重，学校和家长过多重视学习成绩，而忽略了孩子们体格方面的培养。从这个意义上来说，"预防糖尿病，要从娃娃抓起"。

为了保持体型，我们应该坚持健康的生活方式。那么，什么是健康的生活方式呢？简单地说，这些措施包括：①注意饮食调控，提倡膳食平衡，避免能量的过多摄入，应该首选纤维素的天然食品如谷类、水果、蔬菜。有糖尿病家族史且血脂高的人，要严格控制和减少饱和脂肪酸的摄入量和种类。食量应规则，不暴饮暴食，主食最好精粮、粗粮搭配，有条件的话可以请营养师根据个人口味制订每周均衡的营养食谱。②坚持适度锻炼，避免久坐。根据个体情况每天进行一定强度的有氧运动，平时多参加适当的体育活动，可以减轻体重，改善血糖水平，提高胰岛素的敏感性，增强心血管的功能，从而预防糖尿病。③不嗜烟酒，少喝碳酸饮料，不吃油炸等"垃圾食品"，不要养成睡前大量进食的习惯。

保持健康年轻的心态

现代医学研究证明，良好的心情、心态能对人的健康状态产生积极的作用。心情的改善可以使人的精神状态趋向宁静、安逸，不良情绪得到发泄，这是药物所不能达到的。舒适的家庭环境，和谐的人际关系，能使人心情舒畅，充满朝气和活力。而长期的忧郁、焦虑、精神紧张、失眠等会影响人的内分泌及免疫系统，造成高血压、糖尿病等不良后果。心理关怀和心理治疗则是帮助人们摆脱精神困扰的良方。我们应该注重培养广泛积极的兴趣爱好，这能增添生活乐趣、有助于身心健康。比如音乐、书法、绘画等，都是消除和避免不良心情的有效方法。对于那些糖尿病患者来说，它还能转移患者的注意力，减轻其精神痛苦，这对减轻病情也有很大帮助。

 重视常规体检，定期"保养"

糖尿病的发生、发展并非一朝一夕的事情，其从无到有往往会经历"糖尿病前期"这个阶段，它主要有以下 3 种情况：糖耐量异常、空腹血糖受损及糖调节受损。简单地说，就是空腹血糖和（或）餐后血糖处于正常和糖尿病之间的一种状态。而处于这一阶段的人群，如能及早被诊断出来并积极干预，往往能够使其恢复正常。因此说，糖尿病前期是狙击糖尿病的最后关口。因此，尤其对于广大中老年朋友们来说，不应忽视每年常规的例行体检。然而，常规体检大多只进行空腹血糖的检查，而没有餐后 2 小时血糖，这是一个巨大的漏洞。因为我们中国人初次诊断的糖尿病患者中有相当大的比例表现为空腹血糖正常而餐后 2 小时血糖升高。如果此时仅检查空腹血糖，则相当一部分糖尿病患者会被漏诊。因此，我们不仅要重视体检筛查，更要科学地安排体检项目，避免漏诊。如血糖的检查结果可疑，还需进行口服葡萄糖耐量试验及糖化血红蛋白的检测来进一步帮助明确糖代谢状态。

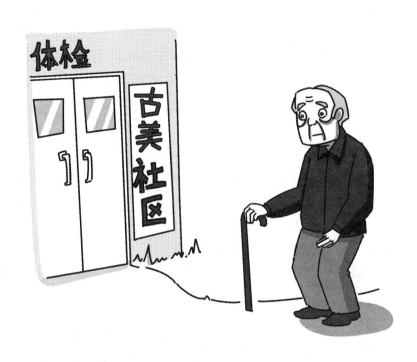

糖尿病教育是贯彻三级预防的关键。1991年国际糖尿病联盟定于每年的11月14日为"世界糖尿病日",后改为"联合国糖尿病日"。1995年宣传的主题即为"糖尿病教育",口号是"无知的代价",是指对糖尿病无知将付出高昂的代价,糖尿病教育是防治糖尿病的核心。很多患者得了糖尿病以后才发现原来自己在日常生活中的饮食、运动等方面存在诸多误区,从而抱怨"要是早点知道,就不会得糖尿病了"。因此,我们应该花大力气在广大民众当中充分普及糖尿病的基础知识,利用多种途径如报纸、媒体、网络等,采用医院教育、社区宣传、学校普及等形式,形成广泛覆盖的教育网络,让民众了解到糖尿病的危害、发病规律以及有效预防的措施,从思想上遏制糖尿病发病的源头。

近年来,医学家们在糖尿病的预防和治疗方面有了深入的探索和长足的进步。首先,对于体型特别肥胖、保守的减重方法无效或不能达到治疗目标的患者，可以采用"代谢手术"的办法，可通过减少饮食摄入、吸收，改变胃肠道内分泌激素分泌模式的机制来治疗肥胖，从而达到减重、改善胰岛素抵抗、预防糖尿病的目的，其对体重、血糖等代谢指标控制的远期疗效也已被国内外近 30 年的临床实践反复证明。其次，对于 1 型糖尿病来说，由于其发病环节与自身免疫有关，因此从日常生活方面很难找出有针对性的预防措施，很多医学家正试图采用接种疫苗的方法来预防。但这项技术目前还没有实质性的突破，在临床应用尚有待时日。另外，在营养学方面，科研人员开发出了一些功能性食品如抗性淀粉。抗性淀粉为直链淀粉，具有抵抗淀粉酶的作用，故消化吸收缓慢，食用后不致使血糖升高过快，可以调节血糖水平，增加饱腹感，因此特别适宜肥胖及糖尿病患者，在减重、改善代谢指标、预防糖尿病方面定会有用武之地。最后，由于 2 型糖尿病的发病机制复杂，涉及的易感基因比较多，而这些基因的功能、相互作用、种族差异及其对糖尿病发病的"贡献"尚不明了，所以目前从基因层面来预防 2 型糖尿病尚需深入研究。

总之，糖尿病是一种生活方式疾病，尽管它具有较强的遗传背景，但糖尿病可防可治，只要我们充分认识它的发病规律和流行特点，坚持科学、健康的生活方式，控制肥胖、保持体型，定能将其"拒之门外"。

糖尿病的内科、外科治疗

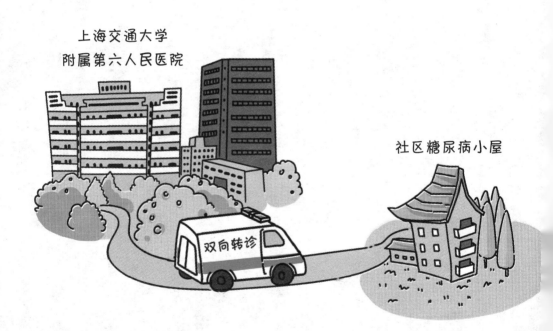
上海交通大学
附属第六人民医院

社区糖尿病小屋

双向转诊

二甲双胍是治疗糖尿病的常用药，听说具有肾毒性，是不是平时应该尽量避免使用？

双胍类药物主要通过肝细胞膜 G 蛋白恢复胰岛素对腺苷酸环化酶的抑制，减少肝糖异生和肝糖输出，促进无氧糖酵解，增加肌肉等外周组织对葡萄糖的摄取和利用，抑制或延缓葡萄糖在胃肠道的吸收等机制来改善糖代谢。服用二甲双胍的患者很少发生低血糖。其本身并无肾毒性，其主要的不良反应是乳酸酸中毒。但二甲双胍是以原形在肾脏清除，肾功能不全时有可能加重肾功能损害，增加乳酸酸中毒的危险性。因此，在肾小球滤过率（GFR）$\leqslant$ 60 ml/（min·1.73m^2）时，禁止使用二甲双胍。

2002 年，中华糖尿病学分会慢性并发症调查组的结果显示糖尿病肾脏疾病 (DKD) 的患病率可达 33.6%。在美国，糖尿病是引起肾功能衰竭的主要原因。由于糖尿病为终身性疾病，降糖药物需使用终身，药物使用的安全性显得尤为重要。糖尿病合并肾功能损害的患者该如何合理使用降糖药物，在合理降糖的同时又不加重肾脏负担？

多项临床研究结果表明，强化降糖可有效地延缓肾脏病变的发生和发展。糖化血红蛋白降至 7% 可有效降低微量白蛋白尿的发生，降低大量蛋白尿的发展，以及延缓肾小球滤过率下降的速率。美国糖尿病协会（ADA）指南推荐成人糖尿病患者应将糖化血红蛋白控制在 <7%，在没有严重低血糖发生的情况下，尽可能地将糖化血红蛋白控制到接近正常值。

糖尿病肾病患者一旦出现 GFR 下降，到慢性肾脏疾病（CKD）3~5 期［GFR< 60 ml/（min·1.73m^2）］时，降糖药物使用需谨慎（CKD 的分期详见表 4）。CKD 3~5 期时，由于胰岛素和有些口服降糖药清除率的降低等原因，患者低血糖的发生率增加。有研究表明，1 型糖尿病患者如果平均血肌酐在 195 μ mol/L（2.2 mg/dl）时，发生严重低血糖的频率就会增加 5 倍。2 型糖尿病患者发生低血糖的危险性相对 1 型糖尿病患者较低。因此我们必须严密监测患者血糖水平，必要时减少胰岛素和口服降血糖药物的剂量，以避免低血糖的发生。

表 4　CKD 的分期

分　期	肾小球滤过率［GFR, ml/（min·1.73m^2）］
1	有肾损伤，但 GFR ≥ 90
2	60~89
3	30~59
4	15~29
5	<15 或透析

不同的抗糖尿病药物，由于其代谢通路和排泄途径各不相同，其在 CKD 3~5 期患者中使用时也有不同的要求。

（1）磺脲类药物

磺脲类药物主要在肝脏代谢，药物以原形或活性代谢产物自肾脏排泄。随着肾功能的逐渐下降，磺脲类药物的清除率也逐渐下降，因此要减少药物剂量，以避免低血糖的发生。第一代磺脲类药物，如氯磺丙脲和妥拉磺脲已经退出历史舞台，CKD 3~5 期患者应当避免使用这类药物。第二代磺脲类药物，主要有格列本脲、格列吡嗪、格列齐特、格列喹酮及格列美脲等，应根据患者肾功能情况酌情使用。

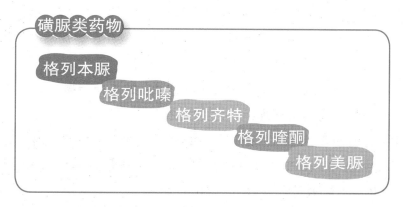

（2）α 糖苷酶抑制剂

这类药物的作用机制通过在小肠黏膜刷状缘竞争性抑制葡萄糖淀粉酶、蔗糖酶和异生麦芽糖酶，从而延缓葡萄糖和果糖等的吸收，以降低餐后血糖。该类药物发生低血糖的风险性比较小。阿卡波糖约有 <2% 的原形或活性代谢产物经尿液排除。目前还没有关于血肌酐 >177 μmol/L（>2 mg/dl）者应用 α 糖苷酶抑制剂相关的临床研究。肾功能不全者注意调整剂量并监测肾功能，严重肾功能损害 [肾小球滤过率 ≤ 25 ml/（min·1.73m^2）] 的患者禁用。

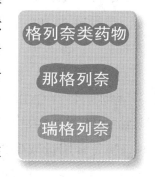

（3）格列奈类药物

那格列奈：主要经肝脏代谢，83% 自肾脏排出（其中有 12%~14% 为药物原形），<10% 自粪便排出。当肾功能降低时，那格列奈的活性代谢产物增加，故 CKD3~4 期以及肾移植的患者使用该药时应减少剂量；透析患者避免使用该药。

瑞格列奈：92% 的代谢产物经胆汁排泄进入粪便，8% 的代谢产物经肾脏排泄进入尿液。该药快速起效、作用时间短，低血糖发生相对少。轻、中度肾功能不全患者可不用调整剂量，但对重度肾功能不全的患者应特别小心。

（4）噻唑烷二酮类 (TZDs)

该类药物经肝脏清除。在肾损害的患者中其清除率不会降低，不增加肾功能不全患者发生低血糖的危险性但存在潜在的导致液体潴留的副作用，因此对肾功能不全患者要慎用。

（5）基于胰高血糖素样肽 1（GLP-1）的降糖药物

该类药物包括艾塞那肽、利拉鲁肽 (GLP-1 受体激动剂) 和西格列汀、维格列汀、沙格列汀 (DPP-4 抑制剂) 等。

基于 GLP-1 的降糖药物

⬇

GLP-1 受体激动剂

DPP-4 抑制剂

GLP-1 受体激动剂：代谢产物几乎完全经肾脏排泄，肌酐清除率 >30 ml/min 时剂量无需调整。CKD 4~5 期的患者，GLP-1 受体激动剂的清除率大幅度降低，因此对该类患者禁止使用。

DPP-4 抑制剂：低血糖发生率低，但主要以原形经尿液排泄。美国糖尿病协会推荐当 30 ml/(min·1.73m^2)≤ GFR<50 ml/(min·1.73m^2) 时，剂量减少 50%；当 GFR<30 ml/（min·1.73m^2）时，剂量减少 75%。

（6）胰岛素

糖尿病伴有 CKD3~5 期患者推荐使用胰岛素。但是晚期肾病患者应当减少胰岛素用量。美国医师协会推荐, GFR 10~50 ml/（min·1.73m^2）时, 胰岛素用量减少 25%；GFR 下降到 <10 ml/（min·1.73m^2）时,

胰岛素用量减少 50%。对于血透患者，在透析过程中容易发生低血糖，透析结束后易发生高血糖的情况，推荐在进行血透时使用含糖透析液，常规透析治疗时应用含 1 g/L 葡萄糖的透析液；同时，放宽血糖控制标准，血透阶段空腹血糖水平控制在 8.25~11.1 mmol/L，餐后 2 小时血糖控制在 11.1~16.5 mmol/L 较为安全。透析当日胰岛素应减量或上机后进少量食物，可避免胰岛素相对过量而发生的低血糖。透析后胰岛素剂量应增加，以防止高血糖的发生。对于腹膜透析后胰岛素的使用剂量，在国外透析后使用剂量为透析前皮下应用剂量的 2~3 倍。

总之，糖尿病肾病患者的降糖治疗要兼顾降糖治疗的有效性和安全性，在整个治疗过程中重视自我血糖监测。对于 CKD1~2 期的糖尿病患者强化血糖治疗，有效延缓糖尿病肾病的发生和发展。对于 CKD3~5 期的糖尿病患者，应正确评估糖尿病肾病患者肾功能损害程度，合理选用药物。对于透析患者的降糖治疗首选胰岛素，透析中及透析后需密切关注血糖的变化，及时调整胰岛素剂量，防止低血糖或高血糖的发生。

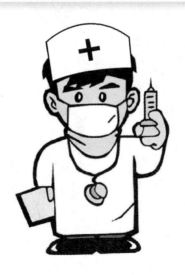

都说"是药三分毒"，那是否意味着患了糖尿病就该尽早注射胰岛素控制血糖？

在临床上常常遇到两类患者：一部分患者是"死活"不肯用胰岛素治疗糖尿病，觉得打了胰岛素就像打了毒品一样；还有一部分患者是"追着"要求医生打胰岛素。

胰岛素确实没有肝、肾毒副作用，但是它会造成低血糖。研究显示，胰岛素造成低血糖的概率远远高于口服降糖药。低血糖现在越来越受到临床医生的重视。刚刚确诊的糖尿病患者如果通过口服降糖药能够很好地控制血糖的话，我们不建议患者使用胰岛素，而且降糖药物的肝、肾毒副作用也不是

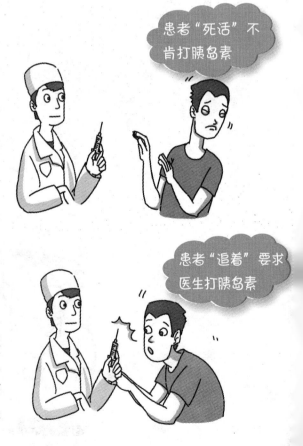

患者"死活"不肯打胰岛素

患者"追着"要求医生打胰岛素

很多。

　　胰岛素的注射方案要求非常个体化，医生毕竟不是糖尿病患者的"保姆"，没有办法 24 小时盯着患者。在住院期间，医生可以为每位患者制订好相应的胰岛素注射方案，但是平时要靠患者自己注意注射剂量，这时候就需要患者非常好地把握自己的血糖控制水平。很多糖尿病患者在住院期间血糖控制得很好，出院以后受到工作、饮食、运动的变化，在这种情况下如果用同样剂量的胰岛素，那就有可能造成低血糖。所以说，胰岛素的注射剂量必须根据患者自身的实际情况进行调整。还有一种情况就是脆性糖尿病，这种糖尿病的特点就是胰岛功能非常差。也就是说，用固定的胰岛素注射方案，每天饮食量、运动量都固定下来，血糖水平依然会产生比较大的波动。因为外源性的胰岛素始终不可能与人体的需求完全吻合，有可能患者因为少吃了一口饭就会产生低血糖。这类患者的血糖水平呈波浪状，一会高一会低，所以需要患者自我调整胰岛素的注射量，去"追"着波浪走：血糖水平高的时候把胰岛素注射量适当加一点，过两天血糖水平低的时候再把自己的胰岛素注射量减下来，只有这样血糖才能控制得更好。

　　胰岛素的注射剂量必须根据患者自身的实际情况进行调整，否则易发生低血糖。低血糖的危害高于高血糖。

为什么我的血糖控制得很好，还会出现蛋白尿？

虽然糖尿病患者血糖水平控制在理想范围可以减少慢性并发症，特别是微血管病变的发生风险，但单靠控制好血糖并不足以预防所有的糖尿病并发症。因为糖尿病慢性并发症，尤其是危及患者生命安全的心脑血管疾病、足病等大血管病变的发生，是综合因素作用的结果，要求除了管理好自己的血糖水平之外，还要控制好血脂、血压，并纠正抽烟等不良的生活习惯。UKPDS、ADVANCE、VADT、ACCORD 等国外大型临床研究结果表明，糖化血红蛋白长期达标可以减少糖尿病眼底病变、肾脏病变和周围神经病变等微血管并发症；在糖尿病病程较长、年龄较大并具有多个心血管危险因素或已经发生过心血管病变的人群中，采用强化血糖控制的措施不能减少心血管疾病和死亡发生的风险。而控制好血压、血脂等其他代谢指标，对防治糖尿病大血管病变同样重要，血压下降 10 mmHg 的心血管获益甚至优于糖化血红蛋白的降低。因此，糖尿病患者要想远离糖尿病并发症，需要抓全局，即全面控制代谢指标，主要应注意以下几个方面。

血糖水平稳定达标：在医生的指导下，坚持个体化的降糖方案，同时依靠自己饮食、运动的配合，使血糖水平"安全着陆"，糖化血红蛋白稳定控制在 7.0% 以下，并减少血糖大幅度波动，尽量避免低血糖。

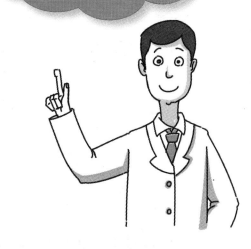

预防糖尿病慢性并发症，除了管理好自己的血糖之外，还要控制好血脂、血压，并纠正抽烟等不良生活习惯

血压持久控制：需要低盐饮食，结合血管紧张素转化酶抑制剂、血管紧张素 II 受体拮抗剂或钙离子拮抗剂等对血糖、血脂无不良影响的降压药物，力争把血压控制在 130/80 mmHg 以下。

纠正血脂紊乱：针对不同的血脂异常选用调脂药物，如甘油三酯升高可服用贝特类调脂药；低密度脂蛋白胆固醇（LDL-C）升高为主者选用他汀类调脂药；低水平高密度脂蛋白胆固醇（HDL-C）者主要靠多运动，同时可服用他汀类或烟酸类（阿昔莫司）等。要求将甘油三酯控制在 1.7 mmol/L 以下，LDL-C 在 2.6 mmol/L（有冠心病者应达 2.07 mmol/L）以下，HDL-C 在 1.0 mmol/L（男）或 1.1 mmol/L（女）以上。

戒烟限酒：香烟中的烟碱可以强烈收缩血管，对糖尿病患者的眼、肾和下肢血管造成不利影响，因此，一定杜绝抽烟。可以少量饮用红酒，但每次不应超过 50~100 ml（以红酒为例）。

保持良好体型：对大腹便便的患者，减肥是个很重要的任务。因为肥胖尤其是腹型肥胖是多种代谢紊乱的源头。一定要通过少吃、多动和二甲双胍等药物治疗，将体质指数控制在 24 kg/m² 以下，腰围控制在 90 cm（男）和 85 cm（女）之内。

小剂量服用阿司匹林：有证据表明，阿司匹林对糖尿病心脑血管事件有防治作用，因此，对有心血管疾病高危因素的 45 岁以上糖尿病患者，推荐每晚服用 75~100 mg 肠溶阿司匹林。

> 身体是一个有机的整体，不要只见血糖这"一棵树"，还要关注"整个森林"的健康和平衡。各项代谢指标都控制了，才能远离糖尿病慢性并发症的危害，像正常人一样健康长寿。

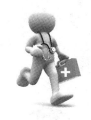

糖尿病的药物治疗原则有哪些?

糖尿病患者在治疗上存在较多认识上的误区，这些误区或多或少影响了患者对血糖的控制，给自身带来不利的影响。在上海人民广播电台《活到 100 岁》的节目里，曾多次提到在日常诊疗过程中从患者那儿听说的各种奇谈怪论。在此，从糖尿病的治疗角度系统地阐述各类要点并简要评价各种误区，让糖友在与糖尿病斗争的过程中少犯错误，延年益寿。

一、糖尿病的控制目标

不少糖友认为，糖尿病既然是血糖高，那么将血糖控制到正常水平就万事大吉了。其实不然。正常人的血糖水平非常平稳，空腹血糖与餐后 2 小时血糖波动非常小。而随着糖代谢紊乱，血糖水平波动的幅度越来越大，到糖尿病的时候，空腹血糖与餐后血糖水平或者一天中不同时间的血糖水平已经有极大差异。因此，这种背景下，如果糖友还下狠药，硬将空腹血糖和餐后血糖降到正常人的水平，那么很可能在一天的某个时间就会发生低血糖。对糖友而言，低血糖比高血糖的风险更大。因此，绝大多数糖友都不可能将血糖真正降到正常人的水平，接近正常就行。

> 具体的血糖控制目标：空腹血糖 <7 mmol/L，餐后 2 小时血糖 <10 mmol/L，糖化血红蛋白 <7%。这个目标适用于大多数 2 型糖尿病患者。

当然，具体情况要具体对待。比如说，年纪很大，或者血糖水平非常脆弱，这种情况下，就应该将血糖控制放松一些。因为高龄患者的心血管系统老化，低血糖会产生严重的后果；而脆性糖尿病患者血糖水平波动极大，时常在高血糖和低血糖之间摇摆。这类患者血糖控制目标如果按空腹血糖 7 mmol/L，餐后血糖 10 mmol/L 这样的要求，可能会导致低血糖频发。因此，对这样的患者，可以将糖化血红蛋白放松至 7.5%~8%。

另外，对一些年轻、胰岛功能较好的患者，也可以适当地把血糖控制更严些，比如糖化血红蛋白 <6.5%。因为这些患者预期寿命较长，且用药剂量相对较少，低血糖发生率低，血糖控制好些更为有利。总之，在尽量避免低血糖的前提下，把血糖控制得越低越好。

二、二甲双胍的是是非非

二甲双胍早在 20 世纪 20 年代就已经被合成出来，并且发现有降糖作用。然而，它的光彩完全被同时代面世的胰岛素所遮盖，以至于数十年无人问津。直到 1957 年，法国医生 Jean Sterne 发表了二甲双胍治疗糖尿病的第一篇临床试验报道，二甲双胍才正式于欧洲上市。然而，由于二甲双胍的同类药苯乙双胍会产生乳酸酸中毒这样致命性的副作用，因此，二甲双胍受到牵连，在临床

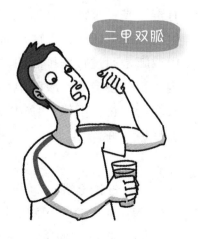

二甲双胍

上用得不温不火。直至 1995 年，才在美国正式上市。

中国有句老话叫"真金不怕火来炼"，用于二甲双胍的临床使用过程再合适不过。1998 年，超过 5 000 人参与、长达 10 年的著名临床研究 UKPDS 公布结果，发现二甲双胍能够显著降低糖尿病微血管和大血管病变（特别是心肌梗死）的危险性，对超重或肥胖患者的疗效尤其卓越，因此一下子将二甲双胍推为临床一线用药。在欧美的指南中，2 型糖尿病患者必须先用二甲双胍，疗效欠佳或继发性失效时才能加用其他降糖药物。

然而，中国糖尿病患者的特点与欧美不尽相同。欧美的患者都是大胖子，胰岛素抵抗很严重，用能够减肥增加胰岛素敏感性的二甲双胍自然合适无比。但中国患者的体型没有欧美人那么夸张，胰岛功能相对欧美患者差一些。因此，二甲双胍在中国患者中并不像在欧美那样百试百灵。

二甲双胍　　在中国相关指南中，虽然同样将二甲双胍列为 2 型糖尿病治疗的一线用药，但并非唯一的选择，医生在必要时也可以选择胰岛素促泌剂或 α-糖苷酶抑制剂作为 2 型糖尿病的初始用药。

不知从哪儿传出的谣言，在临床上经常听到患者说："二甲双胍有毒（或者对肾脏有毒），能不用尽量不用"。这话其实说反了，二甲双胍没有任何肾毒性，而是在肾功能不好的时候不能用。因为二甲双胍是通过肾脏排泄的，如果肾功能不全，造成排不出去，在体内蓄积，会造成乳酸酸中毒。但如果肾功能可以，二甲双胍是非常安全的药物，不仅不会损伤肾脏，相反还能通过降低微血管并发症而保护肾脏。

理论上讲，二甲双胍发挥最佳疗效的剂量是每天 2 克。很多患者说二甲双胍没效果，实际上是服药剂量太小，没有发挥出它的药效。

格列齐特、格列吡嗪、格列美脲等降糖作用"强悍"，如果剂量不合适可发生低血糖。

三、争议中的胰岛素促泌剂

第二次世界大战时，法国药理学家 Marcel Janbon 在研制能够治疗伤寒的磺胺药时，无意中发现一种叫磺酰脲的药物能够导致动物行为异常，甚至死亡，这个结果让他非常诧异。经过不断的研究，最终发现磺酰脲能够造成低血糖。于是，一类新型降糖药就此诞生。

从上面磺脲类药物的发明经过，我们能够轻易得出磺脲类的一个副作用：会发生低血糖。原因很简单，磺脲类靠刺激胰岛素的分泌降血糖。如果药物过量，胰岛素过度分泌，当然会发生低血糖。然而这个副作用又告诉我们一些正面的信息：磺脲类的降糖效果肯定相当"强悍"，否则怎么会发生低血糖。

中国人有自己的哲学，喜欢以柔克刚，因此对磺脲类这样"凶巴巴"的药物有点感冒。另外，很多人都认为，磺脲类靠刺激胰岛素分泌起效，而糖尿病恰恰是胰岛功能衰退，这时候再刺激它，岂非"竭泽而渔"？其实，这种担心完全是杞人忧天。至今，所有的临床试验均证实，磺脲类与二甲双胍或胰岛素相比，并不会使胰岛功能过快地衰竭。相反，磺脲类还因为其强有力的降糖作用，甚至会保护胰岛功能。因为胰岛功能衰竭有个重要的原因是糖毒性，只要将血糖降下去，就能保护胰岛功能。另外，磺脲类并非单纯地刺激胰岛素分泌，还有轻度的胰岛素增敏作用。也就是说，通过磺脲类刺激出来的胰岛素比实际需要的胰岛素要少，从这个角度看，磺脲类反而节省了胰岛功能。

最经典的磺脲类当属格列苯脲（优降糖）。但格列苯脲的缺点太明显，它和磺脲类受体不可逆地结合，持续刺激胰岛素分泌，因此发生低血糖的概率很高，也会造成胰岛细胞死亡。所以从格列苯脲开始，制药业重点发展能够和胰岛细胞可逆结合的新型药物。目前临床应用较多的为：格列齐特、格列吡嗪和格列美脲等。这些药物与磺脲类受体不停地结合解离，让胰岛在受刺激分泌胰岛素的同时又有足够的休息，极大地延长了胰岛的寿命。另外，制药业也在着手解决磺脲类低血糖的问题，方法之一就是做长效制剂，比如格列齐特缓释片和格列吡嗪控释片。长效制剂可达到同样的降糖效果，但所需的剂量大大减少，药物在 24 小时内平缓释放，血药浓度没有大起大落，低血糖的发生率也明显降低。格列美脲原本就是长效制剂，无需改进。如此这般，磺脲类进入长效制剂的时代。

除磺脲类外，胰岛素促泌剂还有新近出现的列奈类。列奈类虽然并非是磺脲类，但机制相似，也靠刺激磺脲类受体而激发胰岛细胞分泌胰岛素。然而有趣的是，列奈类走的是和磺脲类相反的路数，即列奈类都做成短效或者速效制剂，快进快出，服药后迅速发挥药效，药效消退也快，这样对餐后血糖的降低效果极为明显，而对空腹血糖的影响不大。速效制剂的优点与缺点相伴，优点是起效快，瑞格列奈餐前 5 分钟服用，那格列奈甚至可以餐前 1 分钟服用，较传统餐前半小时服用的磺脲类大大方便了患者。至于作用时间短，既可视作优点，也可视作缺点。优点是能够强力降低餐后血糖，对空腹血糖影响小，低血糖发生率低，缺点同样是对空腹血糖作用不足。不过，二甲双胍抑制糖异生的作用很强，因此能够有效降低空腹血糖。取长补短，从这个意义上讲，二甲双胍和列奈类药物可谓"绝配"，协同降糖能发挥意想不到的效果。

另外，列奈类药物还有个明显的优点就是不受肾功能的影响。瑞格列奈大部分从胆汁排泄，与肾脏无关；那格列奈虽然大部分从尿液排泄，但即使在肾功能衰竭的患者，那格列奈的生物利用度和半衰期与在健康人中相似，因此列奈类药物的使用一般情况不需要考虑肾功能的影响。这也许是列奈类相比二甲双胍和磺脲类最大的优势。

四、"百搭"的 α-糖苷酶抑制剂

α-糖苷酶抑制剂能抑制或延缓碳水化合物在肠道的分解，很显然，它们是用来降低餐后血糖的。而且还有个先决条件，必须餐中进食碳水化合物。如果是参加酒宴，你只吃菜不吃饭，那么 α-糖苷酶抑制剂对你就不会有多少作用。换句话说，只要你这顿餐中有含淀粉类的主食，α-糖苷酶抑制剂就肯定起效。

目前的 α-糖苷酶抑制剂包括阿卡波糖和伏格列波糖两种。阿卡波糖是标准的 α-糖苷酶抑制剂，能够抑制从多糖到单糖的每一步降解，而肠道只能吸收单糖，因此会导致大量不能吸收的多糖积聚在肠道中被细菌用来发酵，所以服用此药后胀气比较明显。而伏格列波糖是双糖酶，抑制碳水化合物消化的最后一步——双糖降解为单糖。因此伏格列波糖使用后，肠道内会产生大量无法吸收的双糖，细菌对双糖的发酵作用较弱，因此服用此药后肠胀气较阿卡波糖要轻，相应降糖作用也稍弱一些。

α-糖苷酶抑制剂的降糖作用没有二甲双胍和胰岛素促泌剂那么强，但在中国使用的患者数却很多，原因在于用药禁忌少，所有糖尿病，不管 1 型还是 2 型，只要你进食米面类的食物就能使用。该

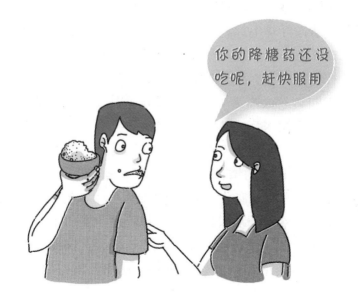

你的降糖药还没吃呢，赶快服用

类药物因为完全在肠道发挥作用，因此设计的时候都要求身体不吸收该药，这样才能滞留在肠道里发挥药效，所以用药的时候不需要考虑肝、肾功能，更加扩展了它们的适用人群。

不过想要发挥药效，服药时间还有一些讲究。首先要在餐前服，一般说来叫做与第一口饭同服。有些患者餐前忘了，吃到一半甚至吃完饭才想起来，马上再补，这样吃法完全是浪费，因为饭已经下肚，在肠道里消化吸收，此时吃药难道能将吸收入血的糖分再拉回来吗？只有餐前服用，让药物先将肠道的 α-糖苷酶抑制住，再进食，这时候糖分才不能消化。另外，还有一项注意点是阿卡波糖如果和第一口饭同服时需要嚼碎（味道不错的）。如果是吞服，则要提前几分钟，让药物在肠道里崩解后才能进食。伏格列波糖极易崩解，不需要嚼服，与第一口饭同服即可。

五、多灾多难的格列酮类

格列酮类的面世意味着胰岛素增敏剂这样一类新型药物正式走上历史舞台，可惜它们在舞台上表演得并不好。第一个格列酮类药物于 1997 年 1 月上市，居然因为严重的肝毒性于当年 12 月就在英国市场被撤回。第二个格列酮类罗格列酮于 1999 年推向市场，一度风光无限。然而好景不长，2007 年一篇报道证实罗格列酮可能增加心肌梗死的风险，该药从此一落千丈。

吡格列酮是第三个上市的格列酮类，也是目前硕果仅存的格列酮类。由于胰岛素抵抗是 2 型糖尿病的成因之一，因此吡格列酮的适应证就是 2 型糖尿病。越是肥胖、胰岛素水平高的患者使用后降糖效果越好。但是与二甲双胍相反的是，吡格列酮因为能够刺激皮下脂肪生长，有轻度的增重效果。另外，它还能降低血甘油三酯，增加高密度脂蛋白，对脂代谢是有益的。

2011 年，吡格列酮被曝出会增加膀胱癌的发病率，法国将吡格列酮撤出市场，德国建议医生暂停处方该药，美国没有对吡格列酮作出限制，但将会增加膀胱癌风险的条目加入该药的注意事项中。

中国还在观望之中，等待新的大规模临床研究的结果。

六、来势汹汹的胰高血糖素样肽 1 相关药物

胰高血糖素样肽 1（GLP-1）是一种新近发现的肠道激素，对糖代谢有全面的改善作用。它可以刺激胰岛素分泌，降低胰高血糖素的释放，增加胰岛素敏感性，增加胰岛 β 细胞的数量和胰岛素的表达，延缓胃排空，降低食欲。从治疗糖尿病的角度看，它几乎无所不能，是当之无愧的"全能冠军"。

有鉴于此，各大药厂近几年围绕 GLP-1 推出多种药物，这些药物分为两大类。① GLP-1 受体激动剂：此类为人工合成的多肽，像胰岛素一样注射入体内能够激活 GLP-1 的受体，发挥 GLP-1 样作用。这类药物作用强，价格也相应较贵。② DPP-4 抑制剂：肠道分泌的 GLP-1 在血液中的半衰期不到 2 分钟，原因在于血液中存在一种叫做 DPP-4 的酶，能够特异性地剪切 GLP-1，于是 DPP-4 抑制剂应运而生。此类药物大大延缓了 GLP-1 在血液中的降解，相应增强了 GLP-1 的作用。DPP-4 抑制剂的优点是口服制剂，使用方便，价格较 GLP-1 受体激动剂便宜，相应作用也比 GLP-1 受体激动剂要弱一些。

七、众说纷纭的胰岛素

商品化的胰岛素自问世以来，不知道挽救了多少生命。可惜的是，救人无数的胰岛素似乎并没有搏来一个好名声。君不见，每天都能见到病人寻死觅活地不肯用胰岛素，理由说白了倒也简单：胰岛素有成瘾性，打了就戒不了。没听清楚的还以为医生不是在给患者开药，而是在开毒品。胰岛素真的有成瘾性吗？

我们都知道，糖尿病分 1 型和 2 型，这是新的名字，以前叫做胰岛素依赖型和非胰岛素依赖型。之所以要把非胰岛素依赖型改为 2 型，就是因为相当一部分 2 型糖尿病后期也依赖胰岛素治疗。但

依赖不是成瘾，我们每天都要吃饭、睡觉，不代表我们对吃饭、睡觉成瘾，仅仅是需要。

患者不愿意使用胰岛素，不外乎用了之后就得一直用下去，这在多数情况下确实成立。当医生建议你改用胰岛素时，往往意味着口服降糖药已不能达到降糖目标，换用胰岛素乃唯一的选择。不少患者这时候会追着问，用过后还能换回口服药吗？医生只能回答，有可能。虽然心里面想的是，可能性微乎其微。因为胰岛功能的衰竭往往不可逆，只有少数患者可以成功地由胰岛素换回口服药。

奇怪的是，在多数患者对胰岛素极度恐惧的同时，也有一些患者却反其道而行之，一患糖尿病就嚷着要用胰岛素，说早用可以保护胰岛 β 细胞功能。这种思想说到底只能算哲学，因为临床试验并没有证实，早期用胰岛素比用口服降糖药有什么益处。UKPDS 的研究结果表明，所有治疗包括二甲双胍、磺脲类和胰岛素对胰岛功能的结局是一样的，血糖控制都会随着疗程增加而越变越差。相比之下，胰岛素发生低血糖的风险远远高于口服药。因此，2 型糖尿病患者，该用口服药的时候就应该用口服药，该用胰岛素的时候就应该用胰岛素。

当医生建议你改用胰岛素时，往往意味着口服降糖药已不能达到降糖目标，换用胰岛素乃唯一的选择。

2 型糖尿病患者，该用口服药的时候就应该用口服药，该用胰岛素的时候就应该用胰岛素。

糖尿病手术治疗适应的人群有哪些?

目前根据美国糖尿病协会、国际糖尿病联盟以及中国医师协会肥胖与糖尿病外科委员会的手术指南规定, 2 型糖尿病合并肥胖者才是适应人群。简单来说, 你是明确诊断的 2 型糖尿病, 体型肥胖。胖到什么程度呢, 我们有个指标叫体质指数 (body mass index, BMI) ＝体重 (kg) ／身高 (m^2), BMI>28 kg/m^2 者适合做手术治疗。这是初步的筛选, 还要求年龄不能太大, 最好 ≤ 65 岁,糖尿病病程少于 15 年, 以保证尚有足够的胰岛功能。有意手术的人群需要在医院评估心、肺等脏器功能, 以保证每个患者的手术安全。在我国约有 9 240 万糖尿病人群, 5 000 万左右肥胖患者, 而且人数将不断上升。虽然目前没有具体的统计数据估计有多少 2 型糖尿病合并肥胖的患者, 但肯定人数众多。而 5 000 万的肥胖人群中,有 80% 以上迟早要面临各种代谢并发症, 如心血管疾病、糖尿病, 因此, 适应手术的人群会不断增加。

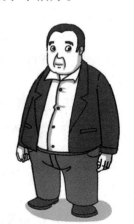

糖尿病手术治疗适应人群:

2 型糖尿病; 体型肥胖, 体质指数 >28 kg/m^2;

年龄 ≤ 65 岁; 糖尿病病程少于 15 年。

糖尿病患者术前就诊流程及心理干预

　　患者术前首先应在内分泌代谢专科就诊，对患者的胰岛功能及肥胖程度进行评估，明确糖尿病分型以及胰岛功能情况，排除其他内分泌疾病导致的继发性肥胖，评价非手术综合治疗的疗效，并对糖尿病伴肥胖相关疾病进行初步诊断和治疗。

　　同时在营养科门诊对患者进行科学饮食指导，包括术前饮食结构和摄入量调整，术前、术后适应性饮食训练，并及早进行术后相关营养指导，使患者对于术后饮食状况具有充分的心理准备。同时，针对肥胖相关疾病进行术前多学科诊治。经过多学科术前评估无明显手术禁忌，且手术适应证明确的患者，可转外科门诊就诊。医生会根据患者实际情况，确定手术方式，制订诊治计划。糖尿病手术如同其他手术一样，患者术前应充分

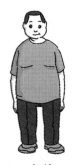

术前　　　术后

了解该手术的益处和潜在风险，并且严格遵守医生给予的建议和指导。

　　肥胖患者通常有自卑、敏感、害羞、焦虑等心理，术前应请心理医生或心理咨询师参与评估患者的人际交往能力，有无抑郁、焦虑及自杀倾向等。医护人员要保护患者的自尊，多解释、多沟通，增加患者对手术的理解，消除不安情绪，做好充分的心理准备，以便术中和术后积极配合，保证治疗过程的顺利实施。

糖尿病外科治疗机制是什么？

（1）减少了食物的摄入与吸收，从而减少能量的摄取与糖代谢负荷。胃空肠旁路术治疗糖尿病的机理就是减小胃的容量，使原先可以容纳将近 1 200~1 500 毫升的胃囊，缩小到 25~30 毫升，即一个鸡蛋大小。胃容量缩小的直接结果就是食物摄入量的减少。如此，既可减少能量的摄取与糖代谢负荷，又可减轻患者的体重，从而减少由于单纯性肥胖的脂肪堆积所造成的胰岛素抵抗。

（2）脑肠肽（Ghrelin）的效果。脑肠肽是指由胃底分泌、负责控制食欲的胃肠道激素。对糖尿病患者的胃转流手术可致脑肠肽减少，达到长久降低食欲的效果。

（3）十二指肠隔离的效果。十二指肠是身体对糖类代谢的主要控制部位。近年来的研究显示，糖尿病的产生与十二指肠调控血糖的机制出了问题有关。大部分患者有升糖激素异常升高的现象，而手术后因隔离食物进入十二指肠，可以降低异常的肠激素反应，从而改善糖尿病的病情。

（4）远程肠道刺激。减重手术可以使食物快速进入远程肠道，使远程肠道中的许多肠激素（胰高血糖素样肽 -1、酪酪肽等）快速增加，是外科治疗糖尿病的又一重要机制。

糖尿病外科治疗主要有哪些手术方式？

腹腔镜下袖状胃切除术

沿胃小弯的走行方向保留 4~8 厘米幽门以上的胃窦，切除胃的大部分，使保留的胃呈"香蕉形"，容积为 100 毫升左右。此手术适用于高危和严重肥胖患者。经过 6~12 个月，可望减掉原体重 30%~60%。此手术不改变胃肠道的生理状态，不产生营养物质的缺乏。胃的切除使用切割吻合器完成。需要预防的手术并发症有切缘出血、渗漏及狭窄等。切除的胃无法复原。对于严重肥胖以及合并其他肥胖并发症的高危患者，可以先行此手术，以采用相对安全的

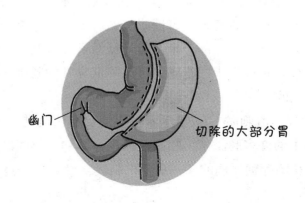
幽门　　　　　　　　　　　　切除的大部分胃

手术使患者的肥胖程度得到较快控制，较早地消除相关高危因素。此后，根据患者术后体重降低的情况以及对减重效果的期盼决定是否需要二期手术。二期手术通常在一期手术后 6~18 个月进行。

腹腔镜下 Roux-en-Y 胃空肠转流术

　　术后仅保留容量为 25 毫升的胃小囊，胃小囊与远侧旷置的胃完全分开。旷置全部的十二指肠以及大约 100 厘米的近端空肠，Roux 臂的长度约 100 厘米。远期并发症可能有倾倒综合征、吻合口狭窄、边缘性溃疡、闭合线开裂以及内疝。胃空肠转流手术治疗 2 型糖尿病的总有效率为 95%，缓解率为 83% 左右。其中，2 型糖尿病病程在 5 年以内者，手术的有效率为 100%；病程 10 年以上者的有效率为 70% 左右。根据每个人胰岛素敏感性和胰岛细胞功能的不同情况，起效快的 3 周，起效慢的 1 年左右。术后患者需终身补充维生素 B_{12}，同时根据需要补充铁、复合维生素 B、叶酸和钙等。

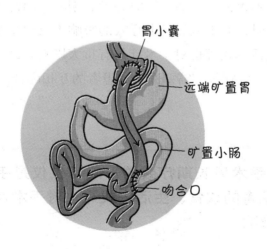

糖尿病手术治疗后会出现糖尿病复发吗?

　　国外的研究表明，糖尿病手术 10 多年后确有复发的病例，约 30% 左右。当然这个数据还要客观分析。由于上述数据里包含有多种代谢性手术方式，有些手术方式经过临床实践证实其疗效不佳，目前临床上已不再使用，而统计时并没有剔除，因此可能导致复发比例偏高。同时，对手术后长期疗效的影响不仅仅是手术方式，患者的饮食、生活方式等也对手术疗效有重大影响。因此，为了保证糖尿病手术治疗的疗效，需要医生和患者的互相配合。

> 　　对手术后长期疗效的影响不仅仅是手术方式，患者的饮食、生活方式等也对手术疗效有重大影响。

糖尿病手术治疗安全可靠吗?

　　自 1993 年腹腔镜手术被成功地应用到胃旁路手术后，由于手术创伤与并发症的明显减少，手术效果的稳定性显著提高。腹腔镜胃旁路手术已成为治疗肥胖症及 2 型糖尿病的标准手术方式，临床上

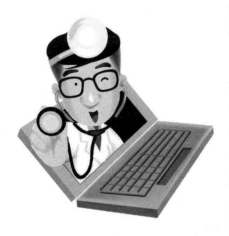

的手术量快速上升，如美国目前每年开展此类手术已超过 20 万例，比胃肠肿瘤的手术例数还多，其安全性与腹腔镜胆囊切除术相同（后者是腹腔镜手术中最安全的一种）。手术后常见的并发症主要是胃肠道吻合口瘘、吻合口水肿、肠梗阻，其发生率为 0.5%~1%。严重的肥胖患者，还可能面临因血栓脱落导致心肌梗死、脑梗死、肺梗塞的风险。总体手术死亡率小于 0.1%。作为患者，建议手术前禁烟、禁酒，规律作息，适量运动，有利于术后的体质恢复。

手术之后患者的胃容量缩小，消化道改道，是否会影响对食物营养的吸收呢?

　　没错，手术后患者的胃容量明显缩小，胃肠道改道，对患者而言，其营养吸收肠段缩短，营养摄入肯定会减少。但是，手术以后达到了减轻体重、控制血糖的目的。就长期而言，尤其是当患者术后恢复到了正常体重，会出现营养不良的问题。因此，手术后2周应给患者服用微量元素、钙剂、铁剂、多种维生素等药物，且一般需长期服用。不然，营养不良可能随之而来。

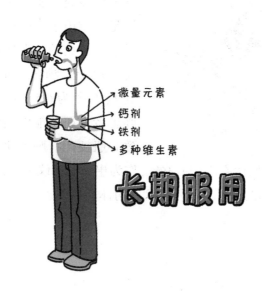

糖尿病手术治疗的获益有哪些?

　　我们假设糖尿病患者采用非手术治疗即内科的运动、药物等综合疗法，血糖可能会控制良好，但糖尿病的并发症不可避免地早晚会降临，比如视网膜病变、肾病、多种心血管疾病、脑卒中等。随着并发症的加重，患者生活质量逐渐降低，并可能存在发生糖尿病足（严重可截肢）、失明、肾病、心肌梗死、脑梗死的风险，还会逐年加重。从肥胖角度而言，患者下肢关节逐渐受损，可能导致骨折；膝关节磨损导致不能运动，还会加重糖尿病症状。而治疗糖尿病以及相关并发症的费用逐年递增，最终使患者毫无生活质量，而医疗费用却不断增加。手术治疗虽然一次性投入费用较大，但长远来看可阻止或延缓糖尿病并发症的发生。从目前的经验发现患者生理及心理的各项指标明显提高，使得他们重新融入社会生活，而定期补充的微量元素等药物不会增加患者的生活负担。英国的一项社会经济学研究表明，随着时间的推移，手术治疗的患者相比于保守治疗的患者，其经济效益比逐年增加。我们相信糖尿病手术治疗带给患者及整个社会的收益是巨大的。

手术治疗能否根治糖尿病?

代谢性手术对于目前大多数已经接受手术的患者，从术后血糖控制情况以及糖尿病各种并发症缓解的意义上讲，可以说达到了"糖尿病根治"。手术后绝大多数患者仅需控制饮食、坚持锻炼，就可以摆脱糖尿病药物以及胰岛素，各项指标正常。而少部分患者手术后降糖药物使用量明显减少，最关键的一点是血糖等各项指标恢复正常。至今，我们开展的百余例手术尚未观察到效果不佳或者失败的案例。因为代谢性手术是通过多方面多因素使患者降低体重，调控血糖。首先，手术以后让你吃得少了，吸收自然少了，故体重降下来。其次，肥胖的糖尿病患者处于胰岛素抵抗状态。通俗地说，患者体内不是不分泌胰岛素，而是体内有太多的因素不让胰岛素发挥作用（即失去降低血糖的作用）。通过手术治疗，就是让患者的这些抵抗因素消除，保证胰岛素功能的正常发挥，从这个意义上来讲也可以说是根治了 2 型糖尿病。

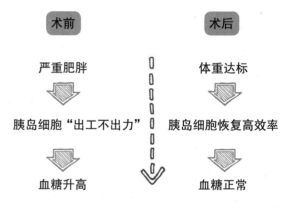

术前　　　　　　　　　术后

严重肥胖　　　　　　　体重达标

胰岛细胞"出工不出力"　胰岛细胞恢复高效率

血糖升高　　　　　　　血糖正常

中医对糖尿病的认识

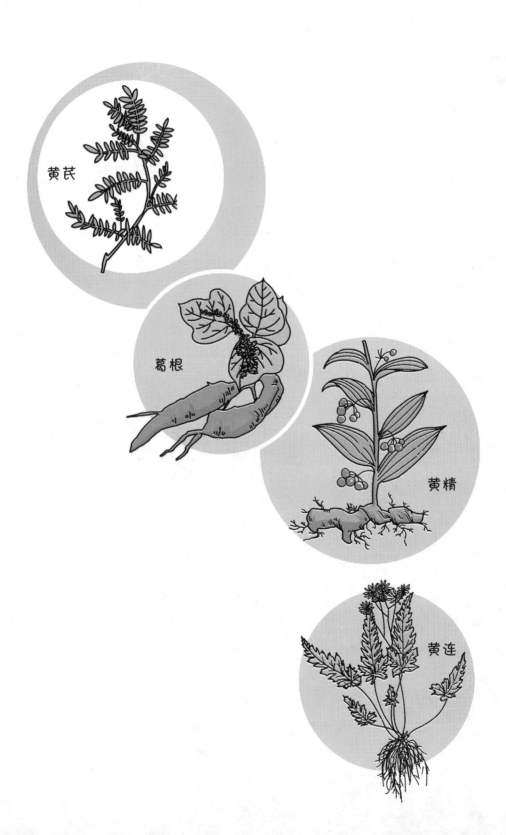

黄芪

葛根

黄精

黄连

糖尿病发病的中医理论是什么？

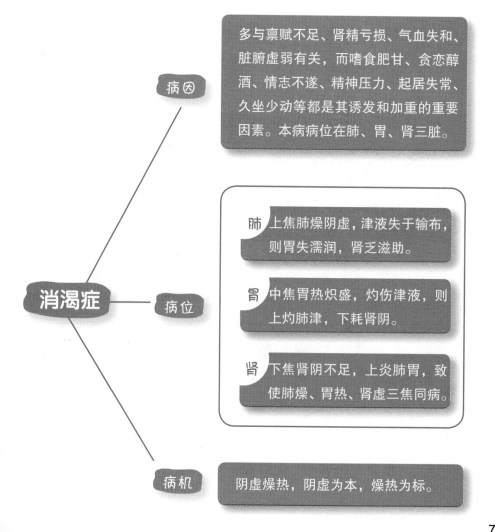

病因

多与禀赋不足、肾精亏损、气血失和、脏腑虚弱有关，而嗜食肥甘、贪恋醇酒、情志不遂、精神压力、起居失常、久坐少动等都是其诱发和加重的重要因素。本病病位在肺、胃、肾三脏。

消渴症

病位

肺 上焦肺燥阴虚，津液失于输布，则胃失濡润，肾乏滋助。

胃 中焦胃热炽盛，灼伤津液，则上灼肺津，下耗肾阴。

肾 下焦肾阴不足，上炎肺胃，致使肺燥、胃热、肾虚三焦同病。

病机

阴虚燥热，阴虚为本，燥热为标。

同样是糖尿病，为什么中医医师会开出不同的中药方进行治疗？

中医讲究"辨证论治"，"同病异治"，即同一个病，证型不同，治法和方药亦不同。

> （1）若以"多饮"、口干舌燥为主要表现者，多为肺脏热盛，津液调节失常，中医称为"上消"，宜用清热润肺、生津止渴之方药。
>
> （2）若以"多食"、易饥、形体消瘦、大便干燥为主要表现者，多为胃热或胃火内盛，耗伤津液，中医称为"中消"，宜用清胃泻火、养阴增液之方药。
>
> （3）若以"多尿"、尿浑浊如脂膏、口干舌燥为主要表现者，多为肾阴亏虚，此为"下消"之一，宜用滋阴固肾之方药。
>
> （4）若以"多尿"、尿液如膏、腰膝酸软、形寒畏冷、阳痿不举为主要表现者，多为阴阳虚损，肾失固摄，此为"下消"之二，宜用温阳滋阴、补肾固摄之方药。

因此，虽同是糖尿病，但针对不同证型，中医医师会采用不同的治法，开出不同的中药方。

六味地黄丸适用于哪些患者?

六味地黄丸能治疗糖尿病，但并不适用于所用人。

六味地黄丸由熟地黄、山萸肉、山药、泽泻、牡丹皮、茯苓六味药组成，其主要功效为滋阴补肾，主治肾阴虚证。

中医学认为，以尿频量多，混浊如脂膏，或尿甜，口干舌燥，腰膝酸软等为主要表现的糖尿病患者，中医医师根据其具体的舌脉辨证为肾阴亏虚证者，当以滋阴补肾为主法，可以用六味地黄丸加减来治疗。

所以不是所有的糖尿病患者都可服用六味地黄丸，它只适用于属于肾阴亏虚的患者。

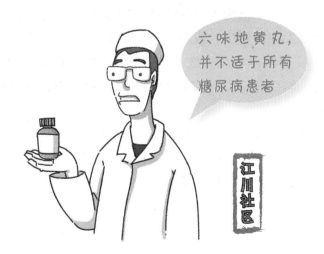

六味地黄丸，并不适于所有糖尿病患者

江川社区

中医治疗糖尿病只是用中药吗?

中医治疗糖尿病不只是用中药,还应结合控制饮食、适量运动等多方面的治疗。

（1）控制饮食:调理饮食,固护脾胃。

（2）配合运动:运动养生,流水不腐。

（3）调摄情志:修心养性,清心寡欲。

根据"治未病"的思想,对于糖尿病患者中医治疗有以下几方面的作用。

（1）未病先防:糖尿病前期患者,采取中医干预措施预防糖尿病的发生,以降低糖尿病的发病率。

（2）已病防变:已明确诊断的糖尿病患者,采取中医干预措施,预防糖尿病并发症的发生,或防止病情加重。

（3）已变防渐或病愈防复:对已诊断的糖尿病并发症,采取中医干预措施,减少糖尿病并发症的残废率和死亡率,改善糖尿病患者的生活质量。

根据"辨证论治"、"同病异治"的思想,对每一位糖尿病患者采取个体化治疗方案,审证求因、辨证论治、随症加减,灵活变通,以恰当用药,改善患者的生活质量。

中医学在防治糖尿病方面有哪些特色?

改善体质

讲究"因人制宜"

倡导"急则治标，缓则治本"

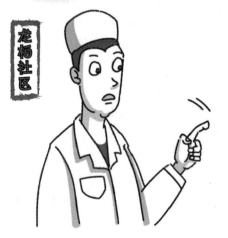

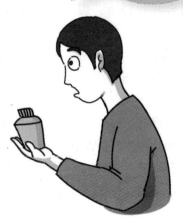

中医药在治疗糖尿病并发症方面有哪些方法和优势?

中医药治疗糖尿病，尤其是在糖尿病并发症方面具有优势，并且方法多样，除中药外，还有针灸、按摩、理疗、心理疗法等。根据不同的患者，选用个体化的治疗方案，临床上常常取得满意的疗效。

 中药内服治疗糖尿病并发症

糖尿病合并胃肠功能紊乱：便秘为糖尿病患者的常见表现，多为胃肠积热或气血亏虚，通过辨证，可用清热养阴、益气养血、增液润肠中药；腹泻往往给糖尿病患者带来很大痛苦，多为脾虚夹湿，可选用健脾化湿中药，如党参、白术、茯苓等，均有很好效果。部分糖尿病患者合并胃轻瘫，表现为反复呕吐，可用健脾和胃法治疗。

糖尿病合并脂肪肝：由于常常合并肝功能不良，口服降糖药的使用受到限制，采用疏肝健脾、清热化湿中药(柴胡、白芍、茯苓、虎杖、垂盆草等)往往有效。

糖尿病合并周围神经病变：患者感觉四肢末端麻木、疼痛，入夜加重，严重引起坏疽。多为气虚血瘀或肝肾阴虚所致，分别选用益气活血、化瘀通络中药，如赤芍、川芎、当归、地龙、黄芪等；滋补肝肾中药，如熟地、生地、山药、山萸肉、茯苓等内服。中药还可外用熏洗(伸筋草、丹参、透骨草、川花椒、桂枝等)，均有较好疗效。

78

糖尿病肾病：这往往是许多糖尿病患者死亡的原因。临床和实验均证实：采用滋养肝肾、益气养阴、健脾固肾法配合活血利水化浊等中药内服，清热化浊中药灌肠，益气活血中药静脉注射，可以缓解患者水肿、头晕、乏力、食欲不振等症状，减少尿蛋白，在一定程度上改善肾功能。

 ## 针灸治疗糖尿病及其并发症

采用针药结合，如子午流注针法、磁圆针法、穴位注射、穴位贴敷埋线等疗法治疗糖尿病及其并发症（如糖尿病周围神经病变）。研究表明，针灸刺激可影响下丘脑神经核团，改善胰岛素抵抗，从而取得一定的降糖功效；而其对糖尿病周围神经病变的治疗则主要是对机体进行整体调节，辨证取穴不仅能够改善患者的临床症状，显著提高受损神经的传导速度，还可不同程度地加快血液流速，改善微循环，从而改善周围神经的供血供氧，促进受损神经的修复。针灸治疗糖尿病及其并发症所具有的整体调节、安全无害的优点越来越被广大糖尿病患者所接受。

 ## 中药外治糖尿病足

采用温经散寒、养血通经之品，配以祛风、清热解毒等作用的中药煎汤外洗、浸泡、熏蒸，并配合中药内服，治疗糖尿病足及糖尿病周围神经病变，方法独特，操作简便，疗效显著。

若下肢无破溃流脓者，见有肢体麻木、肤色黯红或青紫，局部刺痛，或疮口结黑痂者，选用温经散寒、活血止痛药物，如桂枝、川乌、草乌、川椒、北细辛、制乳没、皂角刺、红花等；若局部红、肿，下肢溃烂者一般采用托毒排脓、祛腐生肌中药外用，可降低截肢率。

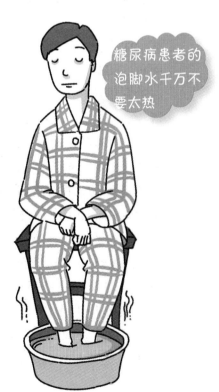

糖尿病患者的泡脚水千万不要太热

食疗可以治疗糖尿病吗？

"辨证施膳"是中医特色之一，利用"药用食物"（有治疗作用的食物）或"药膳"（食物中佐以中药）的偏性来纠正患者阴阳气血的偏胜偏衰。

消渴患者常用的偏凉药用食物有：芹菜、苦瓜、西瓜、竹笋、泥鳅、甲鱼、田螺、河蚌、猪胰、蜗牛、菠菜、荠菜、绿豆、冬瓜等；偏温的食用药物有：韭菜、洋葱、山药、大蒜、菱角、南瓜、荔桂核、椰汁、魔芋、海参、蚕茧等。

常用的药膳有：麦冬决明子茶、百合玉竹茶、西洋参茶、罗汉果茶、玉米须饮、山药莲子汤、白鸽杞精汤、蚌肉苦瓜汤、猪胰炖生芪、山药枸杞蒸鸡、五味子蛋、清蒸山药鸭、归地烧羊肉等。

上述药品及药膳分别有清热、养阴、益气、健脾、补肾等功用，能增强体质，有一定的降糖作用。中医医师会根据患者的证候、所处季节等情况，提供相应的食疗方。

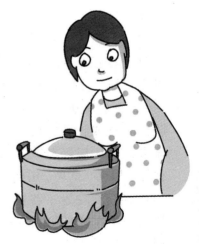

中医如何认识糖尿病的血管病变？

血管损害是糖尿病多种并发症的病理基础，如糖尿病眼底病变、糖尿病脑血管病变、糖尿病心血管病变、糖尿病肾病等。中医认为其发病机制以血脉瘀滞、瘀血痹阻经络为核心，所以，活血化瘀通络是防治糖尿病血管病变的关键。对于具体的糖尿病并发症者，通过辨证施治，适当配伍活血化瘀通络中药或方剂，以期提高疗效。

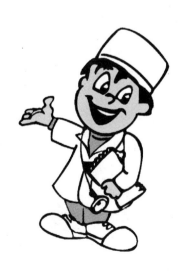

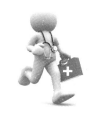

中医对糖尿病的认识

我们现代人经常会说起的糖尿病，在古代中医文献中一般被称之为"消渴"，它最早是出现在被誉为中医奠基之作的《黄帝内经》一书。该书《素问·奇病论》中称消渴为"肥美之所发也"，"肥者令人内热，甘者令人中满，故其上溢，转为消渴"；《素问·五变》认为："血脉不行，转而为热，热则消肌肤，故为消瘅"。汉代著名中医学家张仲景，在《金匮要略·消渴篇》中则详细记载了"消渴"最常见的"三多"症状。到了隋朝,甄立言甚至还发现了"消渴病"，患者具有"尿甜"的现象，这要比1675 年英国医生的发现早了 1 000多年。

巢元方在《诸病源候论》中不仅发现了"消渴"日久可"多发痈疽"的特点，而且描绘出了"消渴重，饥而不欲食，甚则欲吐"类似于糖尿病酮症酸中毒的症状；更重要地是他在世界上首先提出了"消渴病人先行一百二十步，多者千步，然

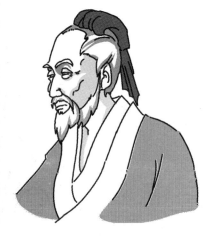

后食"，这种专门针对糖尿病患者的运动疗法。唐代大医学家孙思邈在《千金方·消渴》中提出了控制饮食治疗消渴病的主张，非常明确地指出："消渴"病人，"其所慎者有三：一饮酒，二房事，三咸食与面……"王焘在《外台秘要·消渴消中门》中提出了消渴病人少食多餐以及食后行走的治疗方法。我们祖先的这些阐述，与现代医学对糖尿病的认识非常接近，对糖尿病的预防和治疗，至今仍有着很好的指导意义。

综上所述，在世界糖尿病研究史上，是我们的祖先最早详细记载了糖尿病的症状及并发症；最早提出了营养丰美及肥胖与糖尿病的发病存在着密切关系；最早发现了糖尿病患者尿甜的现象。在数千年的医疗实践中，逐步形成了独具中国特色、内容极其丰富，治疗糖尿病的药物、针灸、气功、推拿、心理、饮食、体育等多种疗法。

糖尿病的中医诊断

凡是了解中西医学差异的人都知道，现代医学较侧重于病，十分注重对病因、病理的分析和研究。因此，对糖尿病它已经拥有了一套非常系统全面的理化检查要求。而传统中医则更关注于证，即便是已被现代医学明确诊断的糖尿病患者，中医也常会根据他们各自表现出来的不同证候，将其归纳为不同的类型，进行所谓的"辨证论治"。而且，现代临床研究发现传统中医文献中所说的"消渴"，并不仅局限于糖尿病，像甲状腺功能亢进、尿崩症也会出现类似"消渴"的证候。因此中医对糖尿病的诊断，更多的时候是体现在针对"消渴"患者所出现的各种证候进行辨别和区分。通过辨证论治，然后制订出非常有针对性的个体治疗方案。

中医认为"消渴"证主要是由情志过极、嗜酒过度、过食甘肥，以及生活无所节制而致，由此造成肾阴虚亏、肺胃燥热、津液不足。因此，它从现象上来说属于热，从性质上来说属于虚，发病器官主要集中在肺、脾（胃）、肾三脏。正如《景岳全书》中所说"上消者……古云其病在肺……中消者…… 其病在脾胃……下消者……其病在肾"。因此为了便于鉴别区分，我们将糖尿病分为以下几种类型加以阐述。

❶ 阴虚燥热

证候：烦渴多饮，随饮随渴，咽干舌燥，多食善饥，小便赤、大便干，舌红少津苔黄，脉滑数或弦数。

❷ 气阴两虚

证候：乏力，气短，自汗，动则加重，口干舌燥，多饮多尿，五心烦热，大便秘结，腰膝酸软，舌淡或舌红暗，舌边有齿痕，苔薄白少津，或少苔，脉细弱。

❸ 阴阳两虚

证候：乏力自汗，形寒肢冷，腰膝酸软，耳轮焦干，多饮多尿，混浊如膏，或水肿少尿，或五更泻，阳痿早泄，舌淡苔白，脉沉细无力。

❹ 血瘀阻滞（常见于糖尿病合并高脂血症患者）

证候：上述各证型均可兼见血瘀证候，如面有瘀斑，肢体疼痛，麻木，头痛，胸痛，胁痛，半身不遂，舌有瘀斑，或舌下静脉青紫或怒张，血液流变性异常，微循环障碍等。

❺ 阴阳欲绝（常见于糖尿病酮症酸中毒昏迷或糖尿病高渗性昏迷患者）

证候：神志淡漠，迟钝，木僵，嗜睡，昏迷，气急深大，呼吸有酮味，皮肤干燥，多尿，舌红干，脉微细欲绝或脉细微而数。

糖尿病的中医预防

❶ 滋阴降火，未病先防

自古以来中医都非常重视对疾病的预防，《黄帝内经》中便有"圣人不治已病治未病，夫病已成而后药之……譬犹渴而穿井，斗而铸兵，不亦晚乎"的说法。对于"消渴"证，有"医圣"之称的孙思邈在《备急千金要方》中更是明确指出："治之与否，属在患者，倘能如方节慎，旬日可瘳，不自爱惜，死不旋踵"；"其所慎者有三，一饮酒，二房室，三咸食及面"。因而预防糖尿病，关键是要在发病前提前介入，做到未病先防。中医根据"消渴"证"燥热为标、阴虚为本"、"火盛伤津"是其核心的这一特点，主要围绕"滋阴降火"4个字进行预防。

❷ 健康合理，有序生活

中医认为糖尿病的发生，既有先天禀赋不足、脏腑柔弱的遗传因素，也有后天失调、饮食不节、偏食偏嗜、感受外邪、情志内伤、劳逸失度、气滞血瘀等环境因素，特别与现代人不良的生活方式密切相关。因此，坚持健康的生活方式，尽量减少和弥补这些不良因素的影响，拥有合理的膳食结构、适当的体力活动，注意调节情志，避免紧张劳累，保证气血的流通，就可以预防和减少糖尿病的发生。

❸ 清淡节制，合理饮食

糖尿病的发生和饮食关系最为密切，中医文献《丹溪心法·消渴篇》中曰："酒面无节，酷嗜炙煿……于是炎火上蒸，脏腑生热，燥热炽盛，津液干焦，渴饮水浆而不能自禁"。《景岳全书》更是明确指出："消渴病，其为病之肇端，皆膏粱肥甘之变，酒色劳伤之过，皆富贵人病之，而贫贱者少有也。"因此预防糖尿病，首先要控制饮食，不可过饱；食品当以清淡为宜，禁食辛辣刺激及煎炸之品。医学专家认为糖尿病的治疗中有 70% 左右的问题和饮食控制有关。如果不强调饮食控制，单靠药物是难以奏效的。

❹ 调怡七情，疏肝利气

中医认为，长期的精神刺激、情志失调，非常容易导致肝气郁结，从而郁而化火，耗伤体内阴血津液，诱发消渴。故古人称"消渴者……耗乱精神，过违其度，而燥热郁盛之所成也"。"心境愁郁，内火自燃，乃消症大病"。"消之为病，原于心火炽炎……然其病之始，皆由不节嗜欲，不慎喜怒"。现代医学研究发现，高度的精神紧张、情绪激动、心理压力，可引发机体内分泌功能异常，令肾上腺素、去甲肾上腺素、甲状腺素等分泌增加，导致胰岛素抵抗。而这些都与中医七情致病的理论颇为一致。

❺ 房事有度，护肾保精

人体中肾为先天之本、阴阳之根，它藏精生髓，受五脏六腑之精而藏之，又布化精气以充养全身，故肾精不可妄泄。倘若房劳过度、耗精伤阴，便会导致肾虚精亏、阴虚火旺，不能化气生精，上蒸肺胃，而发为消渴。所以，中医认为预防"消渴"，一定要房事有度，注意呵护肾中精气。

糖尿病的中医治疗

❶ 足底反射区按摩

糖尿病属代谢性疾病，因此足底按摩的重点区域是那些与神经、内分泌腺、消化代谢关系较为密切的反射区。

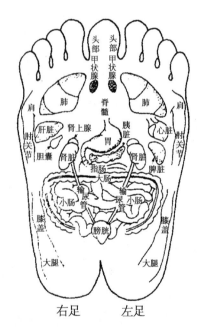

右足　　左足

胃反射区：位于两足足底，第一跖趾关节后方（向脚跟方向）约一横指幅度。

胰反射区：位于两足足底内侧，胃反射区与十二指肠反射区之间。

十二指肠反射区：位于两足足底，第一跖骨与楔骨关节方向（向脚趾方向），胃及胰脏反射区的后方（向脚跟方向）。

脑垂体反射区：位于两足拇趾趾腹中央部位。

甲状腺反射区：位于两足足底，第一跖骨与第二跖骨之间，成带状区域。

肝反射区：位于右足足底，第四、五跖骨间肺反射区的后方（向脚跟方向）。

脾反射区：位于左足足底，第四、五跖骨之间，心脏反射区后（向脚跟方向）的一横指处。

小肠反射区：位于两足足底中部凹入区域，被升结肠、横结肠、降结肠、乙状结肠及直肠等反射区所包围。

腹腔神经丛反射区：位于两足足底中心，分布在肾反射区与胃反射区附近。

内坐骨神经反射区（糖代谢敏感带）：①两足内踝关节后上方起，沿胫骨后缘上行至胫骨内侧髁下；②两足外踝前缘沿腓骨前侧上至腓骨小头处。

按摩手法：按摩时，将食指关节弯曲，其余四指握拳，拇指固定在食指最后一节指骨的下方；或采用拇指与其他四指指腹相对，虎口略开，拇指外侧施力的捏指法。对以上各反射区进行施压。因内坐骨神经反射区位于足背，此时可使用一手握足，以另一手的拇指指腹为施力点的拇指指腹按压法进行按摩。

❷ 经穴按摩

中医认为：糖尿病多为气阴两虚之证，即便有火也是上盛下虚，胃火旺、肾阴弱，所以选择经穴按摩时，可取外关穴清三焦之热，内关穴泄心包之火，合谷穴去肠中之渴，足三里穴降胃中之实，阳陵泉穴排胆内之郁，再以肾俞穴补肾中之水，脾俞穴益脾中之气，三阴交穴生阴中之津。

肾俞穴：第二腰椎棘突下旁开1.5寸；

脾俞穴：背部第十一胸椎棘突下旁开1.5寸；

外关穴：手前臂背侧中线腕横纹上2寸；

内关穴：手前臂掌侧中线腕横纹上2寸；

合谷穴：手背第一、二掌骨之间，第二掌骨中点处；

足三里穴：膝关节弯成直角、外膝眼下四横指；

阳陵泉穴：小腿腓骨小头前下方凹陷中；

三阴交穴：小腿内踝高点上3寸。

按摩手法：被按摩者取俯卧位，躯体放松，按摩者则站立于其身体的侧面。从颈背部开始，依次点压脊柱两侧的脾俞、肾俞等穴；每穴点压停留时间大约为半分钟。点压以上各穴后，可再顺着其颈、腰、背部督脉和足太阳膀胱经的走向，用手掌或按摩刷，由上至下进行直线距离的经络按摩或刮刷。然后，从上到下点压位于四肢的外关、内关、合谷、阳陵泉、足三里、三阴交等穴。

❸ 经穴艾灸（子午流注艾灸）

中医认为：大椎为督脉要穴，总督诸阳，神阙位于任脉，属阴脉之海，所以取大椎、神阙二穴，能沟通阴阳、调和脏腑、祛病除邪、强身健体。同时，根据《医宗金鉴》地支十二径流注歌："每日寅时从肺起，卯时注入大肠经，申属膀胱酉属肾，戌走包络亥焦宫"。特地选择在寅卯和申酉时，取大椎、神阙二穴施灸疗效最佳。有研究报道，此法不仅可以显著降低患者的空腹血糖水平，还可以明显增强胰岛 β 细胞对糖负荷的反应能力，增加胰岛素的分泌量。

大椎穴：位于第七颈椎棘突下；

神阙穴：位于脐眼中。

具体操作：于每日上午4时30分和下午4时30分，将艾条分别对准大椎、神阙穴，置于两穴上方2厘米处，按先后顺序各施灸30分钟，15天为一个疗程，2个月为一周期。

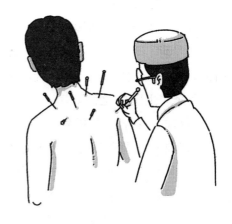

❹ 针刺治疗

清泻胃肠：糖尿病患者，多有消谷善饥、动辄易汗、口干欲饮等症。此时可取曲池、合谷、足三里、内庭、上下巨虚等穴；若是食欲旺盛，口渴明显者，还可再取梁丘、漏谷、阴陵泉等穴，清泻胃肠，抑制食欲。

健调脾胃：脾胃为人的后天之本，生化之源。糖尿病的根本还是虚，尤其是脾胃功能失常者，脾气不升，胃气不降，气血生化乏源。此时可取足三里、三阴交、内庭、下巨虚、大杼等穴，或配合血海、膈俞、隐白等穴，健脾和胃、益气生津。

疏肝理气：七情失和，肝气疏泄不畅，就会影响脾胃的运化功能。此时可取足厥阴、少阳经穴，在配合阳明经穴，如太冲、曲泉、侠溪、肝俞、足三里、内庭、三阴交等，疏肝理气，护肾保脾。

⑤ 中药疗法

【内服方】

清火降糖饮：生石膏 30 克，玄参、天冬、麦冬、天花粉各 20 克，地骨皮、知母各 15 克，黄芩 10 克，生甘草 6 克。水煎服，每次 1 碗，每日 3 次。

滋阴消渴汤：生地、山药、丹参、乌梅各 20 克，南北沙参、五味子、麦冬、葛根、玉竹各 12 克，生甘草、鸡内金各 6 克。水煎服，每次 1 碗，每日 3 次。

五汁饮：雪梨、荸荠、麦冬、生藕、鲜芦根各 15 克，将它们放入打粉碎机中打汁即可。

花粉生地粥：天花粉 30 克，生地黄 50 克，大米 100 克，先将花粉、生地煎汁去渣，与大米同煮即可。

【外用方】

（1）桂枝、生附片各 50 克，紫丹参、忍冬藤、生黄芪各 100 克，乳香、没药各 24 克。将上药放入锅中，加水 5 升，文火煎沸再煎 20 分钟，将药液倒入木桶内，至温热时浴足，药冷后加热水，直至泡至膝盖。每次 30 分钟，每日一次，每剂药用 3 天。功效：温阳益气，活血通络。

（2）元胡 25 克，川芎 20 克，桃仁、甘草、艾叶各 10 克。用法同上，每日一次。

【单味中药】

随着对糖尿病研究的不断深入，发现人参、黄连、苦瓜、女贞子、葛根、桑枝、玉竹、红景天、枸杞、麦冬、黄芪、三七、天花粉、丹参等单味中药及其有效成分，具有恢复患者的胰岛功能及胰岛素受体亲和力，使血糖被充分吸收利用的作用。

仙鹤草：性味苦、涩、微温。收敛、止血、降血糖。饮用时可取仙鹤草 50 克，沸水冲于杯中，加盖半小时，趁热服用。此方对于糖尿病合并腹泻者效果较好。

地骨皮：性味甘、淡、寒。清热、凉血、泻肝火。饮用时可取地骨皮 10 克，开水置于杯中，稍候服用。此方对于糖尿病患者的多汗效果较好。

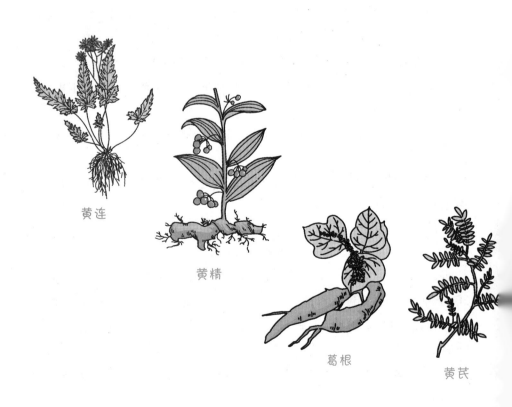

黄连

黄精

葛根

黄芪

糖尿病患者如何"管住嘴"

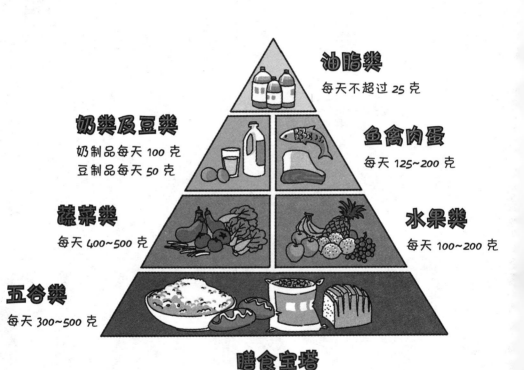

油脂类
每天不超过 25 克

奶类及豆类
奶制品每天 100 克
豆制品每天 50 克

鱼禽肉蛋
每天 125~200 克

蔬菜类
每天 400~500 克

水果类
每天 100~200 克

五谷类
每天 300~500 克

膳食宝塔

饮食控制的原则是什么？

人类饮食主要由三部分构成：碳水化合物、蛋白质、脂肪。糖尿病病人的饮食原则是热量要控制，种类可放开。

1. 让患者知道食物的热量是多少，即蛋白质、脂肪、碳水化合物 1 克分别能产生多少千卡的热量。蛋白质和碳水化合物 1 克均产生 4 千卡的热量，而 1 克脂肪相应地产生 9 千卡的热量。所以，在饮食当中，油的东西就不能多吃，过多摄入脂肪类的食物，热量就高，那血糖水平就会升高。现在患者比较忽视的就是脂肪的控制，即油炸的食物、动物内脏之类一定要严格控制摄入量。

2. 糖尿病患者盐分摄入也要控制。糖尿病患者很多都伴患有代谢综合征，除了血糖高之外，同时会有血压和血脂的问题，所以从饮食控制的角度来说，提倡均衡饮食。特别强调盐的摄入一定要控制，严防高血压的发生。因为糖尿病合并高血压会引起一个很严重的并发症——血管并发症（动脉粥样

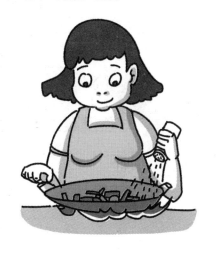

硬化）。管理好"三高"——高血糖、高血脂、高血压，未来心肌梗死、脑卒中（中风）的患病率就能大大降低。

3 糖尿病患者能吃多少胆固醇的食物呢？一个鸡蛋的蛋黄含有300毫克胆固醇，血脂高的糖尿病患者一天吃一个鸡蛋是没有问题的，但是油炸类及动物内脏类的食物就应该相应地减少摄入。不同体力活动强度患者每日的食物需要量（克）见表5。

表5　不同体力活动强度患者每日的食物需要量（克）

体力活动强度	主食（米、面、玉米、土豆等）	肉类（鸡、蛋、鱼、瘦猪牛羊肉等）	蔬菜（绿叶菜、西葫芦、西红柿、胡萝卜、苦瓜等）
卧床休息	250~300	50	250
轻体力劳动	350~400	50	300
中体力劳动	400~450	100	400
重体力劳动	500~500	150	500

注：一日三餐的分配方案是早餐1/5、午餐2/5、晚餐2/5，或早、中、晚各占1/3。

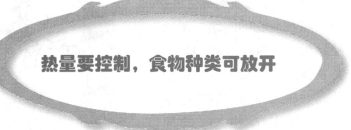

热量要控制，食物种类可放开

糖尿病患者能吃糖吗?

如果您是一位糖友，多年来忍受饮食控制的煎熬，采取严格的无糖饮食。如果有一天有人告诉您糖尿病患者也能吃糖，您一定以为自己听错了，或者怀疑信息的准确性和科学性。因为长期以来糖尿病患者一直严格控制自己的食欲，红烧肉、糖醋小排这些人间美味对您来说也许早已变成模糊的回忆，甜食、点心也许早已经从您的食谱中删除。有的患者甚至数十年从未吃过一口水果，只用黄瓜、西红柿充当水果。确实，由于糖尿病营养知识的缺乏，很多患者存在饮食误区，这也不敢吃那也不敢吃，生活质量大打折扣。糖尿病是吃糖吃出来的吗？得了糖尿病还能吃糖吗？为了回答这些问题，让我们先来了解一下糖尿病的发病原因。

 病因错综复杂，并非简单与糖有关

1型糖尿病的发生与遗传、病毒感染和自身免疫系统缺陷有关。我国糖尿病患者中约有 90% 是 2 型糖尿病，2 型糖尿病的发病因素错综复杂，主要包括以下几个方面。

（1）与遗传有关。糖尿病患者的亲属中糖尿病发病率比普通人群高，2型糖尿病的遗传倾向比1型糖尿病更明显。

（2）**与不健康的生活方式密切相关**。如睡眠不足、长期高脂高蛋白饮食等所造成的热能过剩，以及由此所导致的肥胖，是糖尿病的发病危险因素。正常人的血糖之所以能保持在正常范围，是因为有充足的胰岛素能够正常发挥降血糖的作用；而肥胖的患者，尤其是腹部肥胖的患者往往存在胰岛素抵抗，对胰岛素不敏感，不能及时将血糖降下来，因此出现糖耐量异常，长此以往就会导致胰腺功能下降，发生糖尿病。缺乏运动、体力活动减少也是糖尿病发病增多的一个重要因素。体力活动减少一方面可引起肥胖，另一方面也可以影响细胞表面的胰岛素受体的数目并使其敏感性减弱，出现胰岛素抵抗。

（3）**与应激有关**。应激是当人体受到外界致病因素影响时机体的保护性生理反应。当处于急性心肌梗死、脑血管意外、严重外伤、大手术等应激情况时，胰高血糖素、糖皮质激素等对抗胰岛素的激素增加，会使部分患者发生高血糖。其中部分患者随疾病的好转可恢复正常，而另一部分则成为糖尿病。有人认为多次妊娠和口服一些药物如避孕药等也可能是糖尿病的诱发因素之一。

含糖多的甜食、点心往往被我们作为零食来吃，吃多了热量摄入就会过剩，人也容易发胖，因此，喜欢吃糖果、甜饮料、甜食、点心的人多数体重超标，是糖尿病的高危人群。

 不吃糖，餐后血糖也会升高

很多糖尿病患者都知道，富含碳水化合物的米、面等粮食吃多了，餐后血糖水平就会升高。因此即使没有医务人员的指导，糖尿病患者自己也会主动减少淀粉类主食。更有一些极端的患者主食一口不吃，鱼、虾、瘦肉、牛奶、鸡蛋、豆制品却不限制，其结果血糖照样控制不好，患者还觉得很纳闷。其实，这一点也不奇怪。因为影响血糖的因素有很多，不仅仅是淀粉含量高的主食。概括来说，主要有以下3个方面。

（1）餐后血糖主要受膳食中碳水化合物含量的影响。含碳水化合物丰富的食物包括米、面、五谷杂粮、薯类、根茎类蔬菜以及水果等。从结构上，碳水化合物又可分为多糖、双糖及单糖，米、面、粗杂粮及薯类所含的淀粉是多糖，蔗糖、乳糖、麦芽糖是双糖，水果中的糖主要是葡萄糖和果糖，属于单糖。常见的单糖有葡萄糖、果糖及半乳糖。单糖不需要消化就能被人体肠道直接吸收进入血液，其中最重要的单糖是葡萄糖，是各器官的主要能量来源，它提供能量方便快捷。

（2）空腹时，血糖主要来自于肝脏所储备的肝糖原。肝糖原是人体能量的储备，需要时分解成葡萄糖进入血液，提供能量。但是，人体的肝糖原储备有限，大约只有 100 克，仅够人体使用几个小时。

（3）非糖物质可以通过糖原异生补充血糖水平。另外，如果饥饿持续存在得不到能量补充或者剧烈运动体内肝糖原消耗殆尽时，人体可以利用一些非糖物质如丙酮酸、甘油、乳酸和氨基酸等通过糖原异生的途径合成葡萄糖并释放入血提供能量。也就是说，蛋白质、脂肪的分解代谢产物甘油和氨基酸都可以合成血糖，因此，有些患者即使不吃主食，却吃很多鱼、虾、瘦肉、巧克力等副食，血糖也照样会很高。

糖尿病患者可以少量吃糖

因为小分子的单糖、双糖在人体内吸收速度快，餐后血糖水平很快就会升高，因此，长期以来，糖尿病患者一直都不敢吃糖和一些加糖的甜饮料、水果、甜食、点心等。很多糖尿病患者在做菜时一点糖都不敢添加。其实，研究发现含等量碳水化合物的白糖与（馒头）面粉所引起的餐后血糖曲线下面积是一样的。只不过是馒头引起的血糖反应曲线比较平缓，即血糖上升缓慢下降也缓慢，因此与白糖相

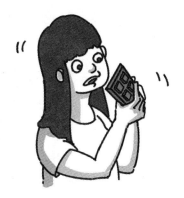

比，馒头提供能量维持的时间比较长。中华医学会颁布的 2007 年版《中国 2 型糖尿病防治指南》中明确指出：糖尿病患者可以吃少量食糖，蔗糖提供的热量不超过总热量的 10%。比如，按照每日的总热量 1 400~1 800 千卡（热量因人而异），每日蔗糖的摄入量不宜超过 100~120 千卡，即每日蔗糖的摄入量不超过 25~30 克。这样，糖尿病患者在烹饪时添加一点白糖以调味是允许的，不建议采用红烧、糖醋等烹调方法。

　　需要强调指出的是，糖尿病患者如果吃糖，一定要计算和包括在全天总热量之内，吃了蔗糖就要相应地减少其他碳水化合物含量丰富的主食。

糖尿病患者如何选择水果?

水果富含维生素及一些抗氧化剂，是日常饮食不可缺少的一部分。如果选择得当，糖尿病患者也可吃一些水果。在挑选水果时，要注意参考水果的含糖量和血糖指数（GI）。血糖指数是代表食物在餐后引起血糖升高能力的一个指标。在营养学上根据 GI 值，将食物血糖指数分为高、中、低 3 类，GI 小于 55 的为低 GI 食物。糖尿病患者应多选择低血糖指数的水果，有助于保持血糖稳定，这类水果包括樱桃（22~32）、李子（24~34）、柚（25~36）、苹果（36~54）、梨（36±3）、鲜桃（28~47）、广柑（43±4）、西瓜（26~37）、芒果（55±6）、蕃茄(55)、弥猴桃(52±6)。中、高血糖指数的水果则包括葡萄（62）、桔子（66）、桔汁（67）、菠萝（66±7）、香蕉（53~84）、葡萄干（64±2）、干鲜果脯类（90±6），糖尿病患者应限量食用。

即使血糖控制不佳的患者

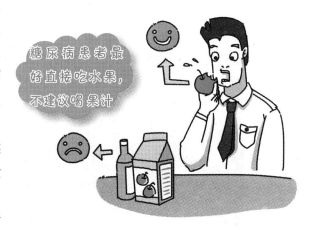

糖尿病患者最好直接吃水果，不建议喝果汁

99

也不必完全禁止水果。因为水果中含有大量的维生素、纤维素和矿物质，这些对糖尿病患者是有益的。水果中含的糖分有葡萄糖、果糖和蔗糖，其中果糖在代谢时不需要胰岛素参加，所以，糖尿病患者在血糖已获控制后并非一概排斥水果。

另外，糖尿病患者在选择水果时还要参考水果的含糖量。水果中含糖量多寡不一，每100克食品含糖量在10克以下的有青梅、西瓜、甜瓜、椰子乳、橙、柠檬、葡萄、桃、李、杏、枇杷、菠萝、草莓、甘蔗、椰子、樱桃、橄榄等，糖尿病患者可以选用；每100克食品含糖量在11~20克的水果有香蕉、石榴、柚、橘、苹果、梨、荔枝、芒果等，糖尿病患者就得小心选用；每100克食品含糖量超过20克的有枣、红果，特别是干枣、蜜枣、柿饼、葡萄干、杏干、桂圆等，其含糖量很高，糖尿病患者禁忌食用。

糖尿病患者吃水果的数量，一般每日控制在150克左右。需注意血糖的变化，如血糖升高，需相应减少主食量。糖尿病患者也可以吃一些菠萝、梨、樱桃、杨梅、荔枝、柠檬等水果，这些水果富含有果胶或果酸，能增加胰岛素的分泌量，使血糖下降。

吃水果的时间建议放在两顿饭之间，最好在运动之前或者运动之后。吃完水果之后进行适量的活动，可以将吃水果引起的血糖升高尽快地降下来。运动之后吃水果可以补充运动期间的能量消耗，预防运动后低血糖的发生。但是，不能运动前运动后都吃，只能选择一次。糖尿病患者最好直接吃水果，不建议喝果汁。因为，果汁是水果的浓缩，往往需要2~3只水果才能榨出一杯果汁，糖负荷较高，喝了果汁后容易造成血糖升高，不利于血糖的控制。

> 糖尿病患者吃水果的数量，一般每日控制在150克左右。
> 吃水果的时间建议放在两顿饭之间，最好在运动之前或者运动之后。
> 糖尿病患者最好直接吃水果，不建议喝果汁。

糖尿病患者如何挑选蔬菜?

蔬菜的品种很多，不同颜色的蔬菜所含的营养素特点不同，其营养价值相差很大，更有许多含糖量较高的蔬菜，尤其是对"糖友"而言，只有选择不同品种的蔬菜并合理搭配才更有利于健康。为了便于糖尿病患者快速掌握饮食控制的方法和技巧，特别是蔬菜的选择和搭配技巧，我们提出"321蔬菜模式"。

"3"指的是3两（150克）叶菜类，主要为绿叶蔬菜，包括白菜、油菜、卷心菜、菠菜、苋菜、蓬蒿菜等；"2"则指的是2两（100克）其他任意蔬菜，但不包括土豆、山药、地瓜、藕、慈菇、芋艿等；"1"则指的是1两（50克）菌藻类食物，包括蘑菇、香菇、金针菇、海带、紫菜、黑木耳等。

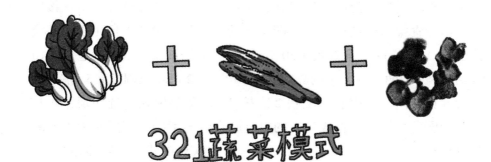

　　"321 蔬菜模式"是指中餐或晚餐时应选择 3 种不同蔬菜，每餐蔬菜摄入量应达 300 克，全天应摄入 6 种不同蔬菜，毛重达 600克左右。如果每天两顿采用 321 蔬菜模式，仅含有 130 千卡热量，30 克碳水化合物，却可提供 12.5 克膳食纤维。因此，321 蔬菜模式具有低热量、低碳水化合物、高膳食纤维的特点，符合糖尿病营养治疗原则。

　　"321 蔬菜模式"推荐每天应摄入 6 种不同的蔬菜，总量应达500~600 克，符合中国营养学会对蔬菜摄入总量的推荐。蔬菜是我们日常生活中维生素、矿物质、膳食纤维和植物化学物的重要来源，其水分含量多、能量少，特别适宜需控制能量摄入，同时又要补充微量营养素的糖尿病患者食用。蔬菜对于降低餐后血糖、增加饱腹感、调整肠道菌群、促进益生菌生长、保持大便通畅等方面都有很好的帮助，长期坚持蔬菜的合理摄入还可控体重、降血脂、抗氧化、预防心脑血管疾病等。

　　糖尿病患者在选择蔬菜品种时，宜选用含碳水化合物及热量极少的蔬菜。一般以 3% 为分水岭，推荐糖尿病患者多选择含糖量在 3%以下的蔬菜，而绿叶蔬菜（如油菜、菠菜、鸡毛菜、芹菜等），含糖量都只有 1%~3%。相比而言，萝卜、青椒、茄子、花椰菜、豇豆、扁豆、南瓜等含糖量均超过 4%。而土豆等根茎类蔬菜的含糖量可高达 20%。比较而言，不管是营养成分还是热量含量，绿叶蔬菜都是很适宜糖尿病患者选择的。

　　为了验证"321 蔬菜模式"的科学性和合理性，上海交通大学附属第六人民医院临床营养科的研究小组将"321 蔬菜模式"结合中国营养学会推荐的中国居民膳食宝塔，进行了营养计算分析。按照平衡膳食宝塔的最低建议，即全天的饮食只要包括半斤主食（谷类食物 250 克）、1 只鸡蛋（50 克）、1 杯牛奶或豆浆（300 毫升）、1两瘦肉、1 两鱼虾、半两豆制品（30 克）、2 调羹烹调油 (25 克)、食盐 5 克。同时，中餐、晚餐 2 次按"321 蔬菜模式"选择蔬菜。按照中国营养学会推荐成年人的每日膳食营养素的推荐摄入量（RNI）进行比较，无论男性、女性，在这样的饮食模式下，除能量之外，其所提供的维生素、无机盐、微量元素、膳食纤维全部等都能达到或超过 RNI 的推荐标准。其中仅有硫胺素（维生素 B1）的含量略为偏低一点，但是也达到了 RNI 推荐标准的 85%（女性）和 95%（男性），只要适当增加粗杂粮的摄入即可满足维生素 B1 的摄入要求。

为了让广大糖尿病患者应用更方便，我们还计划采用"321 蔬菜模式"，将蔬菜进行最佳搭配组合，设计出既简单易行，又符合糖尿病营养治疗要求的各类食物搭配组合和推荐食谱，方便广大患者自行控制饮食（见附录一）。

> 按照平衡膳食宝塔的最低建议，即全天的饮食只要包括半斤主食（谷类食物 250 克）、1 只鸡蛋（50 克）、1 杯牛奶或豆浆（300 毫升）、1 两瘦肉、1 两鱼虾、半两豆制品（30 克）、2 调羹烹调油（25 克）、食盐 5 克。同时，中餐、晚餐 2 次按"321 蔬菜模式"选择蔬菜。

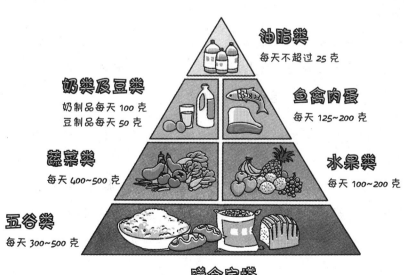

膳食宝塔

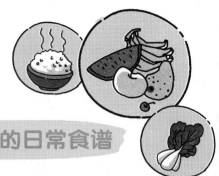

附录一　糖尿病患者的日常食谱

食谱一

早餐：五汁饮、荞麦面包（2片）、草莓（100~150克/每天）

中餐：参须鳝鱼煲、山药小排骨汤、米饭

晚餐：海蜇拌黄瓜丝、玉米西红柿羹

食谱二

早餐：降糖饮、荠菜肉丝馄饨（100~150克）、柚子（50克/每天）

中餐：生菜色拉、樱桃三豆羹、苦瓜肉糜煲

晚餐：山药牛肉汤、小米南瓜饭

食谱三

早餐：鲜土豆汁、凉拌莜麦（50克）、西瓜（50克/每天）

中餐：黑豆海带汤、葱油拌莴苣、麦冬炖甲鱼

晚餐：蚝油芥兰、淮山葛根糊

食谱四

早餐：豆奶、三鲜饺子（100~150克）、木瓜（1/4个）

中餐：大蒜紫甘蓝、小鸡炖蘑菇、百苓沙参猪骨汤

晚餐：香干拌马兰头、海参淡菜汤、米饭（50克）

五汁饮

雪梨、荸荠、麦冬、生藕、鲜芦根各 15 克，将它们放入粉碎机中打汁即可。

 参须鳝鱼煲

鳝鱼丝 500 克，人参须、黄酒各 25 克，大蒜 20 克，葱白 15 克，生姜 10 克，食盐、酱油适量。

先将鳝鱼丝漂洗干净，然后与参须、葱、姜、蒜、盐、酒一起加入锅中，以武火煮沸，随后去除浮沫，再以文火慢熬 1 小时，最后加入少许味精调味即可。

 山药小排骨汤

猪小排骨 500 克，山药 50 克，生姜 20 克。

先将猪小排骨洗净加水煮沸，去除血汁后加入料酒、姜片腌泡 20 分钟，然后捞出沥干。锅中倒入清水 1 000 毫升，加入山药、排骨，置于旺火上煮沸 30 分钟后，改文火慢煨 1~2 小时，再加盐、味精即可。

 鲜土豆汁

新鲜土豆 30 克。将其洗净不去皮，切碎捣烂，用纱布包好挤汁，晨起喝下即可。

土豆，在西方人眼中是"植物之王"和"第二面包"，营养之丰富举世公认。土豆拥有 18 种人体所需的氨基酸，尤其是赖氨酸和色氨酸极其丰富，非一般粮食作物可比；它是最接近动物蛋白的植物，营养价值超过大豆。同时，土豆中尚含有钾、锌、铁、钙等元素,有"地下苹果"之美誉,维生素 C 的含量为苹果的 10 倍,维生素 B1、B2、铁和磷含量也比苹果高得多。土豆作为世界五大粮食作物之一,与大米相比,它热量低、脂肪量少、微量元素丰富,若以其为主食,可消脂减肥,预防血管硬化,大大降低脑卒中(中风)的发病率。

 百苓沙参猪骨汤

百合、茯苓、南北沙参各 12 克,猪脊骨 500 克,菠菜 100 克,葱花 3 克,盐和味精适量。

先将猪脊骨加水 1 000 毫升,烧开后去掉浮油,再煮 30 分钟。然后将百合、茯苓、沙参用纱布包好,放入猪脊骨汤中,再煮 20 分钟,浓缩成 500 毫升左右,去除药包。另将菠菜洗净,与少量盐、味精、葱花等调料,放入碗中即成。该汤最适合糖尿病、高血压、肝肾阴虚内热患者在夏季饮用。

 麦冬炖甲鱼

麦冬 5 克,枸杞 5 克,玉竹 8 克,甲鱼 150 克,酒 2 小匙,盐 1 小匙。

先将甲鱼宰杀洗净,热水汆烫出水切块,加水炖煮 1 小时之后,把麦冬、枸杞、玉竹(用水洗净),与酒、盐一起放入煲中,再用文火炖 30 分钟即可食用。

甲鱼潜伏于水中,具有滋阴、清热、凉血之效;麦冬养阴生津、能令人轻身不老;枸杞滋补肝肾、明目乌发;玉竹悦泽肤色。

 苦瓜肉糜煲

苦瓜 300 克,肉糜 200 克,开洋(虾仁干)10 克,荸荠(马蹄)20 克,盐 1/2 匙,味精 1/2 匙,麻油、葱、姜、蒜各 50 克,鸡蛋 1 个,膏汤 1 碗,胡椒粉、玉米粉适量。

先将苦瓜中间切成两瓣,挖空中间絮状组织,切成 3 厘米宽备用；同时在肉糜中加入开洋末、马蹄丁，与葱、姜、蒜末一起拌匀，配上盐、味精、胡椒粉、麻油拌打后，调上蛋汁和玉米粉，拌匀作成肉馅，在苦瓜段中间放少许玉米粉，把肉馅镶入，放入蒸笼蒸 20 分钟。取出放入煲中加膏汤，再煮 30 分钟，下调料即可。

苦瓜性味苦寒，不仅能清热祛暑，凉血解毒，而且可养肝明目，特别是其维生素 C 的含量十分丰富，是丝瓜、菜瓜、甜瓜的 10 ～ 20 倍。此外，它尚含有一种类似胰岛素的物质，具有明显降低血糖的作用，同时苦瓜还能提高机体的免疫功能。

 山药牛肉汤

黄芪 30 克，牛肉 250 克，山药 250 克，酒 2 大匙，盐 1 小匙。

先将山药去皮洗净切片沥干，牛肉冲洗后用热水汆烫，去除血水洗净，备用。随后以 6 杯水煮沸，加入黄芪、牛肉，放入锅中炖 40 分钟，最后加山药和酒、盐，再继续炖煮 15 分钟即可。

山药为药食两用之品，药用时可健脾益气、长肌肉、止泄泻、除疲劳；食用时可作主食、蔬菜。山药能降低血糖，抗血管硬化，延缓人体衰老。黄芪可补气生肌固表，增强机体的免疫力，预防病毒侵袭。

牛肉不仅营养价值高，营养结构也非常适合人体的需要，在畜牧产品中以热能高、蛋白质多、脂肪含量少而闻名，特别是牛肉拥有的必需氨基酸甚多，故中医认为：黄牛肉的补气功效，足以与黄芪比美。牛肉中水牛肉性凉，黄牛肉性温，所以体质偏凉之人宜选食黄牛肉，体质偏热之人可选食水牛肉。山药牛肉汤药食相兼，偏重于补气健脾，适用于脾气虚弱、体倦乏力、免疫功能较弱者，可将该汤作为日常饮食，经常服用。

 雪羹饮

海蜇皮 120 克，荸荠 360 克。

将海蜇皮切片浸泡一天后滤水待用，熬汤前先把荸荠洗净（不去皮），随后放入海蜇皮，加水 1 000 毫升，用中火煎至 250 毫升左右即可。

海蜇皮，可清热解毒、化痰软坚。最新的研究还发现，海蜇尚能扩张血管，降低血压。荸荠又名马蹄、地栗，能清热生津、消食化湿。与海蜇配对，可作为高血压、阴虚痰热、大便燥结、小儿结滞等患者的食物治疗。

 海参淡菜汤

海参 30 克，淡菜 30 克，葱 2 根，姜 5 片，酒 1/2 杯，盐 2 小匙。

海参洗净泥沙切片，淡菜若为干品可先用黄酒浸泡 2 小时。将海参、淡菜放入锅中，加葱、姜同煮数小时，至肉酥汤浓，加酒、盐再煮片刻即可食用。

海参为"海味八珍"之一，擅长填益精血。它富含蛋白质、氨基酸、维生素、微量元素，胆固醇含量几乎为零，常食海参不仅能驻颜美容、抗衰老，还可增强机体免疫力，抑制肿瘤细胞的生长和转移。淡菜蛋白质含量极高，其营养价值甚至超过海参，有"海中鸡蛋"的美誉。淡菜内丰富的必需脂肪酸，能促进机体发育，保养皮肤，还有降低胆固醇的作用。中医认为淡菜补肝肾、益精血，可治疗各种虚劳之症。

 降糖饮

玉米须 50~100 克，绿茶 5 克。

玉米须加水 300 毫升，煮沸 5 分钟，加入绿茶即可。

 樱桃三豆羹

樱桃核 30 个，绿豆 30 克，黑豆 30 克，红豆 30 克。

先将绿豆、红豆、黑豆洗净，樱桃核 30 个洗净，先煎 1 小时，去核留汁，放入三豆，煮熟烂即可食用。

海蜇拌黄瓜丝

海蜇 300 克，黄瓜 100 克，香菜、红辣椒各 10 克。

先将海蜇浸泡去泥，与黄瓜、红辣椒一起洗净切丝，香菜则切成寸段待用，随后以黄瓜丝铺在盘底，再放入海蜇丝、香菜，最后撒上红辣椒丝，浇上以精盐、味精、酱油、醋、香油等兑好的调料，即可食用。

 生菜色拉

西红柿、黄瓜、青刀豆各 250 克，生菜、小玉米各 150 克，洋葱和鸡蛋各 1 只。

先将西红柿、黄瓜、生菜、洋葱、青刀豆洗净切成小块，其中青刀豆须入沸水煮熟；鸡蛋则煮熟后去壳，切成小块备用。然后加上小玉米，再浇上由白糖、精盐、白醋、芥末粉、色拉油配成的调料，即可食用。

 荠菜

在江浙沪一带，民间一直有"三月三荠菜当灵丹"的说法。据《本草纲目》记载:荠菜味甘性平,具有健脾和肝、利尿止血、明目降压、消炎解毒等功效,是一种药食兼优的佳蔬良药。荠菜,不仅味道清香鲜美,而且营养成分十分丰富。经营养学专家检测,每千克荠菜中蛋白质含量在叶菜、瓜果类中屈指可数,氨基酸有 11 种之多,钙含量甚至还超过豆腐,所含的胡萝卜素则与胡萝卜相当,维生素 C 的含量仅次于辣椒。所以初春时节,荠菜作为食疗药膳,既能增强机体营养,又可解毒防病疗疾。

 芦笋

最早将芦笋作为蔬菜食用的是古希腊人。近年来，随着人们对芦笋营养价值的了解和重视，已风靡全球，被列入世界十大名菜之一，成为世人餐桌上的高级食品。它气味奇特、清香鲜美、营养丰厚，内含大量维生素等生物活性成分，尚有一定的抗癌作用。芦笋甘苦相兼，甘以和中，苦能降逆，具有健脾益气、滋阴润燥、生津解渴多重功效，对急慢性肝炎、肝硬化、心脑血管硬化、肿瘤等患者，以及脾虚肝旺、身体倦怠、食欲不振之症，食后可改善营养代谢，促进机体免疫功能的恢复及好转。

 葱油拌莴苣

莴苣（莴笋）250克，洗净去皮切丝，备用；随后，可将切好的葱末倒入微温的油锅中煸翻，直至葱香溢出时加入莴苣丝拌匀，即可食用。

葱，味辛辣、性温，入肺、胃两经，具有解表散寒、通阳抑菌的功效。陶弘景在《名医别录》中称："葱可除肝中邪气，安中利五脏，杀百药毒"。李时珍认为："葱乃释家五荤之一，生辛散，熟甘温，外实中空，肺之菜也，肺病宜食之"。在中药中葱全身皆为宝物，葱白能散寒发汗、通阳止痛；而葱叶利尿，葱籽强壮，葱汁解毒。科学研究已经证实，葱中的前列腺素A，还具有舒张小血管、改善血液循环、预防心脑血管硬化的作用。

莴苣，性寒，味甘、微苦，能清热，通经脉，消水肿，通乳汁，利大小便。经常食用莴苣，不仅可刺激体内消化酶的分泌，增强人的食欲；而且其所含的乳白色浆液，还能促进胃液、胆汁的分泌，有利于食物的消化吸收。据测定，莴苣中含有丰富的钾元素，能够促进尿液的排泄和乳汁的分泌，高血压患者、产妇食之尤为有益。最新的研究还发现，莴苣中含有一种芳烃羟化脂，能够分解食物中的致癌物亚硝胺，防止癌细胞的形成，对肝癌和胃癌有一定的防治作用，并可缓解癌症患者对放疗与化疗的不良反应。莴苣叶汁中的菊糖类物质尚具有一定的镇静和安眠作用。

小鸡炖蘑菇

童子鸡1只，去毛及内脏，放入蘑菇50~100克，葱、姜、盐、料酒少许，加水500毫升，文火慢炖，鸡肉熟后即可食用。

鸡，性温、味甘，具有温中益气、填精补髓、健脾胃、活血脉、强筋骨的功效。鸡肉与牛肉、猪肉相比，不但脂肪含量低、蛋白质含量高，而且氨基酸种类多，它还具有钙、磷、铁、镁、钾、钠、氯、硫以及维生素B1、B2、C、E、烟酸等营养成分，是人体最好的食物来源之一。

蘑菇，性凉、味甘，能健脾、开胃、益气，在古代被人誉为"山珍"。蘑菇中的蛋白质含量大多在30%以上，要比一般的蔬菜和水果高出很多；特别是蘑菇中还含有人体自身无法合成，却又是机体新陈代谢所必需的8种氨基酸。此外，在蘑菇的浸出液中有大量的蘑菇多糖物质，它能刺激和诱导人体内干扰素的形成，抑制多种致病微生物和肿瘤细胞的生长，可极大地增强人的免疫功能。更为奇特的是，虽然蘑菇中拥有大量的无机盐、维生素、蛋白质等营养成分，但其热量却非常低，因此即便经常食用也不会造成机体肥胖。同时，蘑菇中丰富的纤维素成分，还可防止便秘、降低血液中的胆固醇含量，起到降脂减肥的效果。

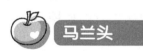 **马兰头**

马兰头食用时，既可新鲜凉拌、炒煮，也能晒成干菜备用，制成马兰头烧豆腐、香干拌马兰头、清炒马兰头、马兰头煮肉等。如清代诗人、散文家袁枚就常摘取马兰头的嫩者，再配以醋、笋凉拌，在油腻后食之，以醒脾开胃。当代著名作家、美食家汪曾祺先生，爱将马兰头用开水烫熟挤干，拌以香干碎丁，再淋以芝麻油，即可食用。许多人还将马兰头洗净后挤干切末加入肉馅，包蛋卷、馄饨、饺子食用，真是鲜美爽口、清香诱人。

季节变换和节假日期间该如何控制血糖？

时常有病人问："冬天是不是血糖会高一些？"我的回答："是，也不是。"其实血糖和季节本身并没有什么关联，但冬天确实不少病人困惑：为什么同样的治疗方案，夏天血糖控制得很好，冬天就不灵了？原因在于冬天一般胃口比较好，天气冷又总爱缩在家里，运动量小，吃得多动得少，当然血糖控制会差一些。而春节，这个中华民族源远流长的饮食文化将在这7天集中绽放，"吃"将成为大部分国人假日的主旋律，唯一的运动就是从一个饭局赶往另一个饭局。在如此饕餮文化的渲染下，估计不少糖尿病患者的血糖会像前几年的房价那样一路上扬，飘到天上去了。

冬天本来血糖就难控制，如今再碰上春节，大餐之外还有大把大把的零食，真是防不胜防。门诊时几乎每天都会碰上病人问一个相似的问题："医生，××能吃吗？"这问题总让我头疼不已。糖尿病本身就是吃出来的毛病，病人自己也知道，治疗糖尿病首先要"管住嘴，迈开腿"。但越不能吃越想吃，看什么嘴都馋，春节有那么多零食的诱惑，如何是好？

说到零食，中国人最普遍的当属嗑瓜子。瓜子属坚果类，营养很丰富，相应的热量也高，每100克葵花籽仁约含600千卡的热量，而 100 克米饭的热量只有 116 千卡，因为葵花籽大约一半是脂肪，甚至能用来榨植物油，所以吃葵花籽比直接喝油好不了多少。虽然葵花籽油大部分为不饱和脂肪酸，相对猪油而言健康得多，但再健康也是热量，在体内一样转化为脂肪和糖类。另外，国人喜欢用牙磕，吐瓜子壳时带走大量唾液，吃瓜子每每吃得口干舌燥。唾液有清洁和保护口腔、抗菌、助消化等作用，损失大量唾液，不仅易生溃疡，而且创面也不易愈合。因此糖友如果熬不住想吃瓜子，一要吃少，二要用手或工具剥，而不能用牙磕。

花生的情况与瓜子相似，同样为油料作物，含油量约 40%，所以也要少吃，并且不要用牙剥壳。另外，核桃、芝麻、杏仁、开心果、榛子、松子和腰果等与瓜子、花生类似，均属高油类坚果，脂肪含量都在较高，不仅糖尿病患者，健康人也不能由着性子大吃。

再谈一下板栗这样的高糖类坚果，板栗将近一半为碳水化合物，其中主要为淀粉，因此板栗也被称作"木本粮食"，意思是长在树上的粮食，糖尿病患者应该将板栗像米面类的主食一样对待。与板栗同属高糖类坚果的还有莲子和白果，这两种坚果的碳水化合物含量均超过 50%，比板栗还要多，所以不能贪嘴。如果真想吃，就要相应减少饭量，否则肯定吃出个高血糖。

糖尿病患者节日期间饮食控制的 6 大原则

① 控制主食　　② 适量副食

③ 少量油　　　④ 小量饮酒

⑤ 一个水果　　⑥ 无糖食品抵扣主食

最后，归纳出糖尿病患者节日期间饮食控制的 6 大原则。

（1）控制主食：尽量以粗杂粮代替精细粮。春节期间避免食用由精细粮食加工的年糕、汤团、元宵等。

（2）适量副食：肉蛋类副食富含蛋白质和脂肪，也要适量，因为这些物质在体内同样能转变成糖，吃多了同样能升高血糖，而且还会引起血脂紊乱及肥胖。所以，糖尿病患者节日期间要远离大鱼大肉。

（3）少量油：菜肴的油水不宜大，烹调方式可以选择一些清蒸、清炖，凉拌、热拌等。烹调用油每天不超过25克。糖尿病患者尽量多吃清淡蔬菜，如青菜、芹菜、白菜、萝卜等。盐的用量也要控制，少食腊鱼、腊肉、盐腌食品。

（4）小量饮酒：在春节聚会这样特殊的情况下，酒能增添节日气氛。实在推不掉的话，偶尔少量喝点酒也是允许的。少量的概念是：红酒50~100 ml，啤酒200 ml。即便如此，也应相应减少25克主食摄入。

（5）一个水果：面对亲戚朋友带来的水果，糖尿病患者不能像健康人一样想吃就吃，在血糖控制良好的情况下，在两餐之间能少量食用。同时，水果热量必须计入总的热量之中，并尽量选择血糖指数低的水果，如猕猴桃、柚子、橙子、苹果、梨、火龙果等，而不吃血糖指数高的水果，如桂圆、香蕉、蜜橘、鲜枣等。水果应直接食用，如果榨成果汁食用，虽然方便了没牙的老年病友，但果汁的升血糖作用显著高于水果，故应避免。水果类的加工产品，如水果罐头、干果、果脯，一般加糖制作，不能与新鲜水果等同看待，亦应避免。

（6）无糖食品抵扣主食：无糖食品（糕点）的确给喜欢吃甜的糖尿病患者带来了福音，加之这类食品往往冠以"无糖"或"降糖"食品的美名，所以，不少患者觉得这类食品可以随意吃。实际上，所谓的无糖食品，是没有蔗糖，但糕点是粮食做的（是多糖），同样会产生热量，若摄入过量，还会产生更大的危害。所以，节日期间，亲朋好友馈赠的无糖食品不能随便多吃。如果进食，要扣除相应数量的主食。

总之，节日期间糖尿病患者一定要把好饮食关，劳逸结合，适度活动，避免过度疲劳、精神紧张、受凉等；同时记住要按时服药；如有不适及时就诊，及时与医生交流。

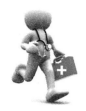

糖尿病患者如何"管住嘴"

"管住嘴，迈开腿"是对糖尿病医学营养治疗的精辟概括总结。医学营养治疗是糖尿病综合治疗的基础，也是降低医疗费用、提高治疗效率至关重要的环节。"迈开腿"是指糖尿病的运动治疗，形象生动，简单易行。"管住嘴"是指是糖尿病的饮食治疗，言简意赅，含义深刻。"管住嘴"强调糖尿病的饮食需要科学的管理。科学合理"管住嘴"，不但有助于糖尿病患者控制好血糖，减少降糖药物的使用，预防和延缓并发症的发生，还可以提高患者的生活质量，达到"吃饱吃好，血糖平稳"的理想境界。虽然"管住嘴"是一个难度不小的技术活儿，稍有不慎，就会走入误区。但是，"管住嘴"还是有章可循的，它的核心内容是"营养均衡，热能适中"。

 管住嘴：需讲究营养平衡

虽然"管住嘴"是一个难度不小的技术活儿，稍有不慎，就会走入误区，但是"管住嘴"还是有章可循的，它的核心内容是"营养均衡，热能适中"。所谓营养均衡，是指糖尿病饮食要遵循"平衡膳食"的原则。平衡膳食是中国营养学会对科学饮食的具体推荐和指导，平衡膳食的主旨是食物多样化和合理搭配。这一看似简单的道理却被众多糖尿病患者所忽视。

按照平衡膳食的要求，每日的饮食应包括为五大类：第一类为谷类、薯类、杂豆类，主要提供碳水化合物、蛋白质和B族维生素，也是我国一般膳食主要热能和蛋白质的来源；第二类为动物性食品，包括肉、禽、蛋、奶、鱼等，主要提供蛋白质、脂肪、膳食纤维、矿物质、维生素A和B族维生素；第三类为大豆及豆制品，主要提供蛋白质、脂肪、膳食纤维、矿物质和B族维生素；第四类为蔬菜、水果，主要提供矿物质、维生素C、胡萝卜素和膳食纤维；第五类为纯热能食物，包括动植物油脂、食用糖、白酒、淀粉等，主要提供热能。

人类的食物是多种多样的。各种食物所含的营养成分不完全相同，每种食物都至少可提供一种营养物质。除母乳之外，自然界中没有任何一种食物能够提供人体健康所需要的各种营养素，即便是母乳也只能满足婴儿一段时期内的营养需求。因此，食物多样化是平衡膳食的基本保证。

不但每天的饮食要讲究平衡，每餐的饮食也应符合平衡膳食的理论。很多糖尿病患者十分重视中餐和晚餐的饮食平衡，却往往忽视早餐的饮食平衡。早餐的饮食往往是主食＋蛋奶的组合形式，缺少蔬菜。如果花点时间、花些心思，在早餐中加一两样佐餐的小菜，例如焯拌、炝拌的蔬菜，或者蘸酱油、醋汁等的生菜，以及拌海带、黑木耳等等。在早餐中加一些蔬菜，不但丰富了早餐的营养，还有助于降低早餐混合膳食的血糖指数，有利于平稳早餐后血糖的升高。

 管住嘴：需讲究热能适中

合理控制总热量，是糖尿病医学营养治疗的基本原则。合理控制总热量的目的是为了使糖尿病患者达到或保持理想体重。正常情况下，肥胖的发生与长期热能的摄入超过热能的消耗有关，而营养不良的发生则与长期热能的摄入低于热能的消耗有关。对于糖尿病患者而言，若长期血糖控制不佳，则也会因尿糖丢失过多而导致体重下降。超重和肥胖会导致胰岛素抵抗，增加血糖控制的难度。若肥胖的体型为中心型肥胖，则其他代谢性问题如高血压、高血脂、高尿酸血症、脂肪肝等发生的风险也大大增加。因此，对于超重和肥胖的糖尿病患者，营养治疗的目标是控制总热量的供给，以降低体重，达到理想体重范围。但是，对于消瘦的糖尿病患者饮食总热量控制不宜太严。

国际上最新报道的一项大型流行病学研究结果证实，体重过轻以及肥胖的糖尿病患者的死亡风险均比体重正常范围患者的死亡风险高，因此，对于体重偏轻未达到理想体重的患者，营养治疗的原则是增加总热能以及蛋白质的供给，促进其达到能量的正平衡，促进体重的增长，纠正营养不良。

采用大家所熟知的体质指数（BMI）即可简单判断自己的体重是否在正常范围，BMI=体重（kg）/身高（m²）。对于中国人来说，若BMI在18.5~23.9，则体重属于正常范围；BMI大于24为超重，大于28为肥胖；若BMI小于18.5，则可判断为营养不良。除了体重之外，对于肥胖类型的判断，腰围也是一个非常简单易行的

确定自己是否肥胖

肥胖的判断标准

BMI（body mass index）

体重（kg）/ 身高 (m²)

<18.5	营养不良
18.5~23.9	正常
≥ 24	超重
≥ 28	肥胖

男性腰围 ≥ **90 cm**
女性腰围 ≥ **85 cm**

中心型肥胖

指标。若男性腰围超过 90 cm，女性腰围超过 85 cm，则可能为中心型肥胖。当前，对于体重以及营养状况的判断可采用人体成分分析仪，可以得到更为客观准确的判断。

 管住嘴：主食需定量

主食是指以提供碳水化合物为主的食物，通常是指谷类、薯类食物。主食是我们中国传统膳食结构中能量的主要来源，大约占一天总热能的 55%~65%。富含碳水化合物的主食摄入人体之后，在消化酶的作用下，逐步分解成葡萄糖释放入血，是餐后血糖的主要来源。因此，对餐后血糖影响最关键的因素就是所摄入食物中的碳水化合物。其次，还需要考虑不同种类主食或搭配所引起的餐后血糖也不同。

管住嘴，迈开腿

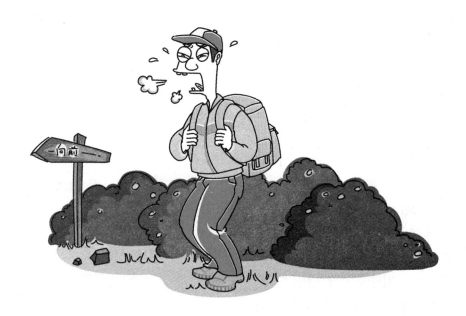

糖尿病患者全天总热量的确定需要个体化，要综合考虑患者的年龄、性别、身高、体重、生理状况以及体力活动强度和是否有并发症等因素。碳水化合物所提供的热能可适当低于正常人群，占全天总热能的 55% 左右。具体到每一位患者全天主食的摄入量可以采用营养软件，由专业的营养师进行定量计算。

主食的选择可参考食物的血糖指数（GI），在摄入含有等量碳水化合物的前提下，GI 高的食物摄入后快速吸收，血糖升高较快，升高的幅度也高；GI 低的食物摄入后吸收缓慢，餐后血糖升高幅度也相对低平。影响食物 GI 值的因素很多，主要因素包括碳水化合物的类型以及膳食纤维的含量。粗杂粮膳食纤维含量高，血糖指数较低，因此，糖尿病患者的饮食中可适当增加一些粗杂粮，如杂粮米饭、杂粮面条、杂粮馒头、全麦面包、麸皮面包等，也可以采用部分薯类如土豆、山药、芋艿等代替部分主食。但是，粗杂粮也不宜多吃，占每餐主食量的 1/3 左右为宜。一些有慢性胃炎、消化性溃疡的患者则不宜吃粗杂粮。

有一些食物虽然不是主食，但是淀粉含量高，也应与主食相交换。例如赤豆、绿豆、蚕豆、豌豆、莲子、栗子等淀粉含量非常高，应视为主食。但是，这些粗杂粮虽然淀粉含量高，同时膳食纤维的含量也很高，血糖指数相对较低，可以作为加餐或者替换部分主食，有利于餐后血糖的控制。

由于富含支链淀粉的糯米血糖指数较高，同时，糯米制品往往制作成甜食。因此，糖尿病患者应减少吃糯米以及糯米制品的频率和次数。

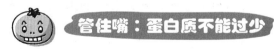
管住嘴：蛋白质不能过少

由于糖尿病是富贵病，随着生活水平的提高，糖尿病的发病率逐年升高。因此，很多糖尿病患者在诊断为糖尿病之后就大幅度缩减饮食中的肉类食品，饮食结构改为素多荤少。虽然，这样做看起来很健康，可是患者总也吃不饱，饭量不知不觉在增加，血糖也难以控制好。

糖尿病患者由于胰岛素抵抗和胰岛功能障碍，糖的利用受到影响。血糖控制不佳的时候，能量随尿糖丢失，导致患者体内蛋白质分解，会逐渐消瘦，体重下降。因此，糖尿病患者容易出现营养不良。

畜禽肉类、鱼虾贝类以及蛋类奶类豆制品等都是蛋白质的主要来源。这些所谓的荤菜不但能让人饱口福，解馋，还会增加饱腹感。食物通过肠道后，会刺激肠道的 L 细胞分泌一种具有增加饱腹感、抑制食欲的胃肠激素酪酪肽（PYY）。据研究，人体摄入高蛋白食物后，血清酪酪肽浓度明显高于摄入高碳水化合物和高脂肪的食物。

因此，膳食中有充足的蛋白质，一方面能够提供人体新陈代谢的原料，另一方面则有助于患者控制主食的摄入量。而主食所提供的碳水化合物是餐后血糖的主要来源。因此，在合理供给总热量的情况下，适当增加蛋白质的摄入，有助于预防糖尿病患者营养不良的发生，也有利于餐后血糖的控制。

饮食多样化不但针对主食和蔬菜，蛋白质类食物的选择也要遵循多样化的原则。不能一味地只吃鱼虾等水产类食物，也不能只选择白肉而不吃红肉。建议动物蛋白与植物蛋白搭配食用，同时还要注意烹饪方法的选择，减少饱和脂肪以及控制脂肪总量的摄入，不能因为适当增加蛋白质的摄入而忽视了总热量的控制。

 管住嘴：蔬菜要充足

蔬菜是我们膳食中维生素、无机盐和膳食纤维以及植物化学物的重要来源，在糖尿病饮食治疗中也处于至关重要的地位。日本的学者曾经做过这样一个试验，改变糖尿病患者的进餐顺序，即先吃蔬菜，再吃主食、荤菜等，有助于控制餐后血糖。蔬菜中的膳食纤维能够将食物包裹起来，从而起到缓慢释放、缓慢吸收的作用，从而降低混合膳食的血糖指数。

蔬菜体积大、热量密度低，蔬菜中碳水化合物含量相对较低，如每500克绿叶蔬菜约提供90千卡的热量，大约相当于25克米面等主食提供的热量。因此，蔬菜多吃一点儿，不会对全天总热量有太大的影响。

不同颜色的蔬菜所含的营养素特点不同，其营养价值相差很大，只有选择不同品种的蔬菜合理搭配才更有利于健康。红色的蔬菜如番茄等除含有维生素C之外，还含有丰富的番茄红素；紫色的蔬菜如茄子、紫甘蓝、荸荠等，含有花青素；橙黄色的蔬菜如南瓜、胡萝卜含有丰富的维生素A原，即胡萝卜素；白色的蔬菜如萝卜、茭白、竹笋等，含有丰富的膳食纤维；绿色叶菜含有丰富的维生素C、钾、钙、镁等；黑色蔬菜含有丰富的碘、铁、钙等营养素。只有饮食多样化，才能做到取长补短，满足人体对各种微量营养素的需求。

有些蔬菜淀粉含量高，能量密度高，如土豆、山药、地瓜、藕、慈菇、芋艿等薯类食物，每100~150克即可提供90千卡的热量，远高于一般的叶菜类，可将其作为主食的一部分来食用。每吃100~150克上述蔬菜，可相应减去25克主食。另外，像毛豆、豌豆等蛋白质和碳水化合物含量均高的食物也不能简单地视为蔬菜，每70克毛豆可提供90千卡的热量，相当于25克主食所提供的热量。因此，吃煮毛豆时主食和荤菜都应适当减量。

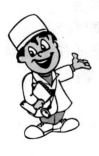

饮食控制成功的关键之处在于合理控制主食的摄入量，重视蛋白质的摄入量，增加蔬菜的摄入量。养成良好的进餐习惯，减慢吃饭的速度，细嚼慢咽，也有助于餐后血糖的控制。

蔬菜的摄入量可参考中国营养学会针对健康成人推荐的每日300~500克，也可参考上海市第六人民医院临床营养科推荐的"321蔬菜模式"。"321蔬菜模式"是经过精心设计计算后提出的一个相对合理的蔬菜搭配模式，其热量低、营养素密度高、膳食纤维含量丰富。

总之，糖尿病患者不要把糖尿病治疗饮食神秘化，既不能盲目夸大某种单一食物的降糖作用，也不能夸大某种单一食物的升血糖作用，要重视整体膳食模式在防治糖尿病中所起的重要作用。糖尿病饮食治疗需强调个体化，结合患者自身的特点确定全天总热能的供给量，设计简单可行的饮食治疗方案。饮食控制成功的关键之处在于合理控制主食的摄入量，重视蛋白质的摄入量，增加蔬菜的摄入量。养成良好的进餐习惯，减慢吃饭的速度，细嚼慢咽，也有助于餐后血糖的控制。

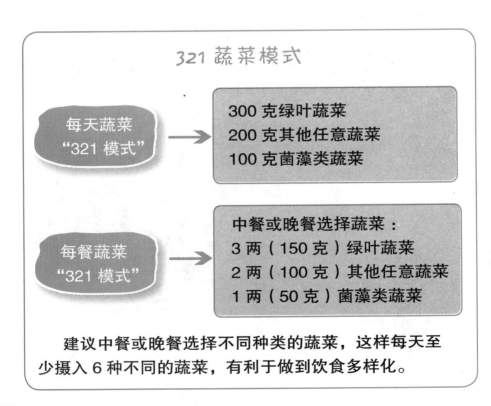

321 蔬菜模式

每天蔬菜"321 模式" →
- 300 克绿叶蔬菜
- 200 克其他任意蔬菜
- 100 克菌藻类蔬菜

每餐蔬菜"321 模式" →
中餐或晚餐选择蔬菜：
- 3 两（150 克）绿叶蔬菜
- 2 两（100 克）其他任意蔬菜
- 1 两（50 克）菌藻类蔬菜

建议中餐或晚餐选择不同种类的蔬菜，这样每天至少摄入 6 种不同的蔬菜，有利于做到饮食多样化。

糖尿病的自我管理

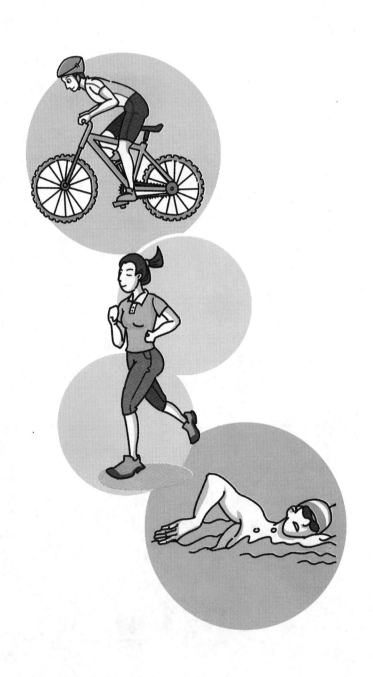

糖尿病患者为什么要运动?

运动既是人体具有体能的一种表现,同时也是人的生理需求。人的老化,往往是从运动器官衰老开始的。一旦丧失部分或全部运动能力,各器官功能也同步衰退,运动能力也会进一步衰退,这里存在一定的因果关系。但保持运动水平对促进全身血液循环有重要作用。因为在运动时全身各部位的血流增加 10~20 倍,血流增加,也会促进器官的氧供。因此,运动使人精神焕发、耳聪目明、童颜鹤发也就不足为怪了。

对于一个糖尿病患者,运动是一项重要治疗措施。经常参加运动,可以增强体质,提高抗病能力,从而减少合并症及并发症。有人认为,糖尿病患者在夏天里消耗较多,因此应多休息,无需运动,其实这是个误区。夏季也不能偷懒,仍要坚持运动,但要把握尺度。那么糖尿病患者为什么要运动呢?

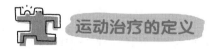

运动治疗的定义

糖尿病的运动是指通过运动锻炼对糖尿病起到治疗作用,一般是指长期、适量、持续性的中等强度运动,每日或每周数日定时进行体育锻炼。每次的运动量要适宜，才能降低血糖，控制糖尿病病情。

运动治疗的益处

（1）降低血糖：运动时肌肉活动增强，此时肌肉的主要能量来源是血中的葡萄糖，从而使血糖水平降低；另外，运动后血液中的很多葡萄糖会以"肌糖原"的形式储存于肌细胞内，以备以后利用。可见，运动不但提高肌肉本身对葡萄糖的利用，也可以帮助葡萄糖以"肌糖原"的形式储存于肌肉，通过这两个途径来降低血糖。

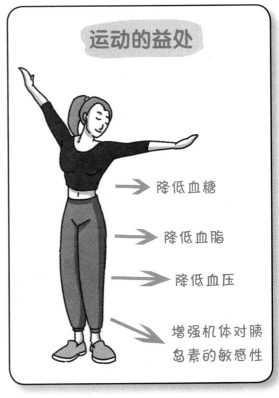

运动的益处

降低血糖

降低血脂

降低血压

增强机体对胰岛素的敏感性

（2）降低血脂：运动可以使肌肉内参与脂类代谢的某些酶活性增加，使"坏的胆固醇"减少，而"好的胆固醇"增加，有利于改善脂质代谢。"好的胆固醇"能延缓人体发生动脉粥样硬化。

（3）降低血压：运动能使安静时80%处于关闭状态的毛细血管更多地开放，肌肉内的血流量增加到原来的20倍。由于大量的血液进入肌肉，参与血液循环血管内的血流量相对减少，从而起到降低血压的作用。

（4）增强机体对胰岛素的敏感性：运动可增强细胞膜上胰岛素受体的数量，增加胰岛素受体对胰岛素的敏感性，对于使用胰岛素治疗的患者，每日可以减少胰岛素的用量。

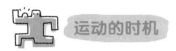 **选择合适的运动项目**

运动治疗是一项需长期坚持才能达到治疗目标的治疗方法。要选择有利于全身肌肉活动的项目，选择强度易掌握，个人能主动性进行，不受时间、地点、设施限制的项目。运动的项目不一定是单一的，也可以是多项、组合或不断变换。糖尿病患者可以根据自己的身体情况和病情选择适宜自己的运动项目，如快走、慢跑、跳健身舞、羽毛球、乒乓球、骑车、游泳等。夏季为避免阳光直射，运动地点尽量选择在室内。

运动的时机

较为适宜的运动时间是早餐或晚餐后 60~90 分钟，此时不容易出现低血糖反应，同时避免了对消化系统的影响。糖尿病患者可根据本人的病情而定：如果不出现低血糖反应，而本人又习惯于早晨锻炼身体，则可以继续以晨练为主；如果晨练后出现低血糖反应，应采取早餐后或晚餐后进行运动锻炼。夏季日间气温较高，如果要进行户外运动，提倡时间最好在清晨或黄昏。许多人晚餐后喜欢看看电视，体力活动很少，这对降低血糖和减轻体重十分不利。晚餐后有一段较长的时间可供运动锻炼，更是忙碌工作了一天恢复疲劳及精神和体力放松的好时机。糖尿病患者在空腹时进行运动，有可能引起肝糖原分解增加，血糖升高。而餐后进食碳水化合物，加上适量的口服降糖药或注射适量的胰岛素，能阻止糖原分解，又能促进肌肉利用外源性葡萄糖。有研究表明餐后 90 分钟运动降血糖效果较好。运动量以中等量运动较为适宜，170 减去患者年龄的数值为目标心率，每日维持目标心率 15~20 分钟。一般认为中等强度的运动量对有条件运动的糖尿病患者较为适宜。心、肺和关节异常者可具体分析，常常有一定要求。合理的运动要达到增加组织血供和锻

中等强度运动的几种形式

快走
（每小时 5~6 km）　→

游泳
（每分钟 25~40 m）　→

运动量
保证
每日
30~60 分钟

←　慢跑
（每小时 7~9 km）

←　骑车

↑

擦地、扫地、擦车、做操

注：以上运动属于中等强度运动，也可根据目标心率要求自行运动，不拘形式。

炼心肺的目的，因此对心率和达到目标心率的时间有要求，而具体的运动形式可以自行选择。

在夏季里，运动量应相应减少些（因人而异），运动后微出汗，有轻度疲劳感但不气喘吁吁就可以了。例如，慢速走 15~30 分钟，以每分钟 70~80 步为宜，中速每分钟 90~100 步，快速 110~120 步。走的速度按个人体力而定，体力较好的患者，行走时还可加一些负荷，但不要刻意追求运动时间，防止发生低血糖。

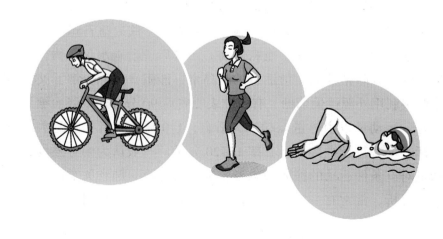

糖尿病患者运动时需要注意哪些事项？

（1）制订运动方案前应做一些必要的检查，包括血糖、血脂、眼底、心电图等，根据病情制订适宜的运动方案。

（2）运动应循序渐进，每次运动前要做准备活动，要密切注意运动锻炼中的反应，如心率、呼吸、感觉症状。运动强度要适宜，不能采取大强度、短时间的运动方法，因为激烈运动可使脂肪分解，导致酮体增加，特别是在体内胰岛素水平较低的情况下，可诱发酮症酸中毒。

（3）外出活动要告知家人或邻居活动的地点，可携带卡片，注明姓名、住址、所患疾病等，运动时还应该携带食品加餐。

（4）注射胰岛素的患者，运动时应避开胰岛素作用的高峰，避免发生低血糖；随身应携带含糖的食品如糖块、巧克力、点心等，以备低血糖时食用。

（5）注意多饮水，夏日炎炎出汗较多，体内水分必然减少。对于糖尿病患者来说，此时更应多饮水，因为体内水分减少，会增加心脑血管病的危险。

（6）糖尿病患者因神经病变，足部失去感觉，并出现畸形和由血管病变引起的足部缺血，容易发生严重的损伤、溃疡及感染，甚至需要截肢，这些足部的病变统称为"糖尿病烂脚"。糖尿病足病虽没有明显的季节性，但在夏季，许多糖尿病患者喜欢在屋里或海滩上赤足行走，很容易导致或加重糖尿病烂脚。糖尿病患者夏季要避免穿凉鞋或高跟鞋，最好穿松软的布鞋或透气的皮鞋，尽量比平时大一号。同时，每日仔细检查脚上是否有细微损伤，如擦伤、裂伤等，小小的损伤都可能引起发炎，伤口往往久治不愈。

（7）在运动服装上应注意透气、保暖（冬季），运动鞋要适应场地需要，应有很好的缓冲、稳定和保护作用。

（8）在走路、跑步时，对场地应讲究，地面的弹性很重要。土地和柏油路面较好，比水泥地和人行道的地砖对脚的损伤小。

（9）运动方式可以交替，例如同样的方式每周 2~3 次，相邻两天安排不同的运动，也有利于减轻运动损伤，给疲劳的肌肉一个休息的机会，同时也有助于增加运动的趣味性。

（10）运动停止后 60 小时，曾经的运动带来的一系列血糖和血脂的有利变化，包括胰岛素敏感性的改善都会消失。因此为了控制餐后血糖，最好每日运动，甚至每餐后运动（多数都是低强度运动）。每周应该运动 3~5 次以上，每次间隔不超过 48 小时为宜。曾经有一项针对规律运动的长跑运动员的研究显示，停止训练 60 小时后，他们的空腹甘油三酯水平升高了 30%。可见无论有无糖尿病，运动量的减少都会带来代谢指标的升高。

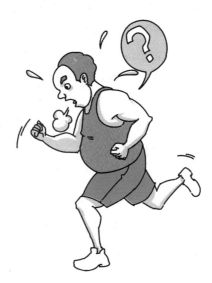

糖尿病患者外出旅游需要注意哪些事项？

对于糖尿病患者来说，外出旅游进行户外活动，能增强体能，尤其是心肺功能，改善糖脂代谢，对防治并发症大有益处。但糖尿病患者外出旅游时应注意以下几个方面。

出发之前检查身体

糖尿病患者远行前应该到医院进行一次比较全面的体检，包括血压、空腹血糖、餐后 2 小时血糖、糖化血红蛋白和心电图，以便了解自身血糖控制情况及有无慢性并发症或高血压、高血脂等其他疾病。 如果病情不稳定，血糖持续偏高或明显波动就不宜旅行。如果伴有感染、酮症酸中毒或其他并发症则禁忌外出旅行。病情稳定者可以放心去旅行。

随身携带"病情身份证"

在旅途中随着环境、饮食、运动量的改变，糖尿病患者病情发生变化的可能性大于平常，而且这种变化一旦发生往往比较迅速，容易与其他疾病混淆。因此不妨自制一个卡片，写上简单的病史、有无并发症或其他疾病，经常使用药物的种类和剂量，以便发生意外时供医生或旁人参考。

 选择适合的旅游线路

根据医生对身体状况的综合评价，选择适合的旅游线路、旅程长短、交通工具和具体方法（如徒步上山，还是乘索道上山等），还应该买一份旅游人身安全保险。

 防暑降温，注意全身和局部感染

夏季防暑降温使用空调不宜过凉，避免室内外温差过大造成伤风感冒。服装以宽松棉织品为首选，保持皮肤清洁。遇蚊虫叮咬切勿搔抓，可涂少量碘酒或酒精，以避免合并皮肤感染。远足或者登山要保护好脚，鞋子一定要柔软舒适，通气性要好，以保证鞋的干燥，以免擦伤或者磨出水泡。每晚用软皂及温水洗脚，特别要注意足趾缝间用柔软的毛巾轻柔地擦干，不要过度用力摩擦，以防止发生任何微小的皮肤损伤。

 饮食控制

（1）选择餐饮店要卫生，以素食为主，荤素搭配，以少油、少盐、清淡、低热量为原则。

（2）还应告诉厨师烹调时不用白糖。油炸食物去皮后再吃，至于油脂高的食物，如鸭皮、鸡皮、肥肉等，可以先剔除，建议选择骨头较多的部分食用。避免吃含有较多糖分的水果，如荔枝、桂圆、香蕉等。对于浓汤或勾芡，以及汤中的肉食，因含有大量的淀粉、油脂，应该避免食用。

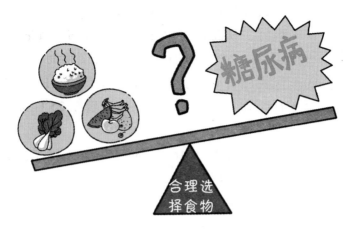

（3）保证充足水分。入夏时，糖尿病酮症患者明显增多。除了感染这一诱因以外，液体量补充不足是一个重要原因。患者每天应至少保证 800~1 000 毫升饮水量，以白开水、淡盐水、纯净水或矿泉水等无糖饮品为宜。

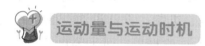

（1）在旅途中，饮食和运动量尽可能保持和平时相接近的程度，如超过较大范围，则应及时监测血糖，按所测的血糖值调整饮食和运动量，必要时则应安排休整时间。

（2）注射胰岛素的病友，尽量选择在腹部注射。在四肢部位注射，容易由于四肢的运动导致胰岛素吸收过快；另外不要在胰岛素作用的高峰进行爬山等激烈的活动，最好在餐后 1 小时开始运动。

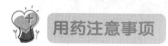

（1）降糖药的服用与进食的时间有很大的联系，外出时饮食的时间可能不像在家里那么准时，其实影响也不大。关键是吃饭的时间间隔不能太长，一般以 4 个小时为宜。当外出活动量增加，平时服用的降糖药就应该适当减量，避免发生低血糖。

（2）由于胰岛素在较高温度下会被破坏，所以不宜直接暴露于阳光下。乘飞机时，胰岛素应放在随身携带的手提袋中，不应放在托运行李中，因为航空货舱中的温度会使胰岛素发生变性。到气候炎热的地区去旅行应将胰岛素储存在有冷袋的冷盒中，到宾馆饭店后应及时存放房间的冰箱中。胰岛素在 25℃以下可储存 1 个月。

（3）当发现你的血糖高于 16.7 mmol/L 时，无论是 1 型还是 2 型糖尿病，你应该找医生进行诊治。

（4）随身携带一些治疗腹泻和感冒的药物。

 慎防低血糖

旅途中体力消耗大、饮食不规则，糖尿病患者反而容易发生低血糖。尤其是登高时，由于运动量加大，发生低血糖的机会更大。发生低血糖时会出现如头晕、心慌、饥饿、大汗淋漓、面色苍白，这时应该立即治疗，可以喝葡萄糖水或吃糖果、饼干等食品。

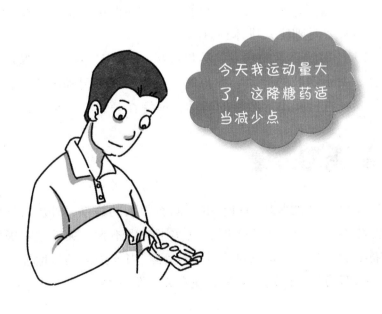

糖尿病患者对含糖口服液是吃还是不吃?

含糖口服液,中西药品中均有,而以中药口服液居多,通常会加入蔗糖等甜味剂,以增加病人的服药依从性。口服液中使用的糖,除了蔗糖外,尚有冰糖、饴糖、蜂蜜等,在口服液中主要作为附加剂使用,也有少数情况下用于治疗目的。如地黄羊脂煎方中的蜜糖、益母草膏中的红糖等。长期以来,蔗糖或白糖都被糖尿病患者列为绝对的禁忌,糖尿病患者"不能吃糖"的观点已经深入人心。但是这种看法是否正确呢?糖尿病患者是否能吃含糖口服液呢?

答案
能吃,但要科学地吃

 不同种类的糖升血糖能力不同

糖尿病患者在血糖已获控制后并非一概排斥含糖口服液。再者,含糖口服液中含糖量多寡不一,所以,不可等同看待。要了解不同含糖口服液对血糖的影响,可以参考各种糖类的血糖生成指数(GI)。简单来讲 GI 是反应某个食物升高人体血糖的能力。GI 越高,则这种食品摄入后升高血糖的能力越强;反之,GI 越低,对血糖的影响就越小。

　　过去认为，蔗糖分子结构比较简单（是由 1 个葡萄糖和 1 个果糖组成），比粮食中的淀粉（分子结构比较复杂，是由成百上千个葡萄糖组成的）消化吸收更迅速，故升高餐后血糖更明显，显然不利于糖尿病患者控制餐后血糖。然而，近年的研究表明，蔗糖升高餐后血糖作用并没有那么强，在同等碳水化合物含量的条件下，其升高餐后血糖的作用甚至还要比某些粮食慢一些。用血糖生成指数（GI）来衡量，蔗糖的 GI 是 65，与小米粥（GI = 61.5）接近，比大米饭（GI = 83.2）低。也就是说，蔗糖升高餐后血糖的作用比大米饭还慢些。而葡萄糖的 GI 为 100、蜂蜜为 73、绵白糖为 83.8、麦芽糖为 105。

 糖尿病患者绝对不能吃糖吗？

　　正是基于对蔗糖升高餐后血糖作用的重新认识，2010 年《中国糖尿病医学营养治疗指南》中指出：蔗糖引起的血糖升高幅度并不比相同能量的淀粉引起的升幅更高。而 2010 年《中国 2 型糖尿病防治指南》中亦指出：蔗糖引起的血糖升高幅度与同等数量的淀粉类似，不宜超过总能量的 10%；糖尿病患者适量摄入糖醇和非营养性甜味剂是安全的。因此，指南中并未将蔗糖排除在糖尿病患者的食物之中。但是，摄入量要进行限制。举例来说，如果全天摄入 1 600 千卡热量，其中由蔗糖提供的能量不应超过 160 千卡，即全天摄入的蔗糖量应控制在 40 克以内。但是，蔗糖的血糖指数较高，摄入含有蔗糖的甜饮料后，血糖升高较快。因此，糖尿病患者应尽量减少蔗糖的摄入。

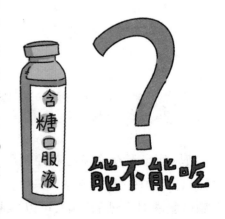

谨慎使用，利大于弊

冬季容易导致感冒咳嗽，通常咳嗽时都会喝含糖口服液，如止咳糖浆等。但是糖尿病患者咳嗽时能不能喝止咳糖浆呢？由于中成药止咳糖浆的止咳作用，部分需要依靠糖浆覆盖在咽部黏膜表面，使药物直接作用在局部，减轻炎症对黏膜的刺激，达到缓解咳嗽、祛痰的作用，故止咳化痰药物常见糖浆制剂。然而，大多数糖尿病患者需要止咳时，却望"糖"却步，担心加重其糖尿病。其实，只要做到科学地服用止咳糖浆，是可以把糖浆对血糖的影响减到最低。

要区别对待不同种类的含糖口服液，含糖口服液种类不同，其中糖的来源亦有不同，对糖尿病患者产生的影响也不尽相同，在选择药物过程中须区别对待。许多含糖口服液对糖尿病患者都没有多大影响，此外甘草口服液的甜味大多来自甘草这味药物本身，对血糖也影响不大。

因为单糖、双糖等小分子的糖升高血糖速度较快，所以如果有不含糖的替代品的情况下，糖尿病患者尽量不要选择含糖的口服液。如果因为疾病的治疗需要服用含糖口服液，也不要紧。一般的甜果汁中含有 10%~15% 的糖，口服液在制作过程中，为了遮掩药物的口味，也要加入大约 10%~15% 甚至更多的糖。含糖口服液的吃法也有讲究，不建议在进餐后就马上吃，可在两餐之间（上午 10 点、下午 3~4 点）或睡前进食。如果每次喝 10~20 毫升口服液，每天 2~3 次，一天最多可以摄入 6~9 克糖，提供 24~36 千卡的热量。相当于 50~60 克水果提供的热量，或者 12.5 克的大米或者面粉提供的热量。这样来看，即使一天喝 3 次，由口服含糖口服液所提供的能量并不高。

含糖的口服液不是绝对禁忌。糖尿病患者如果服用含糖口服液也可以相应每餐减少 1~2 口饭，或者喝完口服液后走路 10~15 分钟，将多摄入的能量消耗掉，对血糖控制影响不大。

为保险起见，最好还是试探着吃，即在服用含糖口服液后经常监测血糖。若血糖控制不佳，则需减量服用，或适当减少主食量。此外还要配合食量，不要一成不变。

所以，含糖的口服液不是绝对禁忌。糖尿病患者如果服用含糖口服液也可以相应每餐减少 1~2 口饭，或者喝完口服液后走路10~15 分钟，将多摄入的能量消耗掉，对血糖控制影响不大。有监测条件时，可在吃含糖口服液前后进行血糖监测，以便更好掌握。

 ## 糖尿病患者慎用无标识品种的口服液

值得注意的是，目前市场上出现了很多含糖口服液，很多并没有标明是否含糖及其种类、数量，部分糖尿病患者因为没有识别能力，听信夸大宣传，认为这些口服液不含糖，故有所放松，结果导致血糖失控。事实上即使是"无糖"口服液是指其中蔗糖含量较低，如果还含有蛋白质（氨基酸）或脂肪，同样会产生热量，所以也不能随便多吃。因此应慎用无标识品种！尽管口服液加糖由来已久，但目前很多厂家都推出了含糖和不含糖两种制品，我们有充分的理由相信，低糖或无糖制剂的研制将是口服液推陈出新、不断发展的趋势与方向。

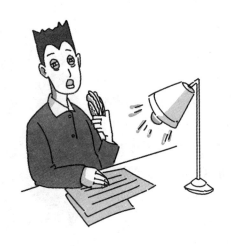

过年过节应该送啥礼品给患有糖尿病的亲戚？

近年来，由于糖尿病患病率的节节攀升，在我国20岁以上成人中糖尿病的患病率已高达9.7%。因此，我们周围的亲戚朋友患糖尿病的也越来越多。那么，我们去看望患有糖尿病的朋友或亲戚时，要带什么礼品合适呢？提出以下建议。

（1）送血糖仪：送血糖仪是最实用的，因为血糖监测是糖尿病治疗最基本的"五架马车"之一，每一位糖尿病患者都应该自我监测血糖。在日常生活中吃什么会导致血糖升高，不是医生说了算，也不是患者自己说了算，需要用血糖仪来监测。尤其是节日期间，由于咱们传统的习惯，"吃"是节日永远的主题，加强血糖监测尤其重要。对还没有血糖仪的病友，一台血糖仪可能是最称心的礼物，而且价格也不贵。

（2）送血糖试纸：血糖仪一人一个足矣，但血糖仪所用的血糖试纸是消耗品，都是一次性的，有些病人一天就要用掉7张。因此，如果你知道他们目前使用血糖仪的品牌和型号，你可以买一些与该血糖仪配套的试纸送给他。这样他在节日期间多测几次血糖就有底气啦，你的细心一定会使他感动不已！其实试纸也不是很贵，加上漂亮的包装盒，既体面又体贴。

（3）送运动产品：现在流行"请人吃饭不如请人出汗"，运动疗法是糖尿病治疗的基石，送羽毛球、乒乓球拍、扇子、户外运动服等运动健身器材或健身卡对糖尿病患者也很适合。如果你的糖尿病友人年龄偏大，则可以送一张公园年票，给他提供一个健身的好地方，也鼓励他多运动，帮助他通过运动控制好血糖。

（4）送水果：如果送水果作为礼品，建议选择血糖指数低的樱桃、柚子、草莓、生香蕉、木瓜、苹果、梨、橙子等。

（5）送书刊：现在有不少科普杂志和报纸，如《家庭医生》《家庭用药》《糖尿病之友》、《康复》杂志和《大众卫生报》等，非常适合送给初患病的糖尿病患者，因为他们需要对糖尿病知识有一个全面系统的了解。送他们这些科普书籍的订阅单非常有益，他们一定会感受到"开卷有益"，通过掌握糖尿病知识配合医生治疗，学会自我管理。

（6）送补品：春节正值隆冬季节，天气寒冷，糖尿病患者属于气虚型，也需要冬令进补，因此送给糖尿病友人一些西洋参、枸杞子等产品也是适宜的；糖尿病患者容易骨质疏松、营养不平衡，送一些钙片、复合维生素制剂之类的礼品给老年糖尿病病友也不失为良好的选择。

（7）送保健用具：糖尿病患者冬天尤其要注意保暖，预防感冒引起的血糖升高和血管收缩引起的高血压、足病、心脑血管病，因此，送一个足浴盆、足底按摩仪或者全身按摩器、血压计等保健用具，往往也能得到糖尿病友人的欢喜笑纳。

综上所述，给糖尿病友人送礼不一定要选贵的，而要选择对的、实用的，能帮助他们更好地控制血糖、提高生活质量，这样的礼物才最"称心"。

糖尿病患者如何护足?

糖尿病患者,尤其是病史10年以上、独自居住的老人,因为没注意生活上的一些细节,酿成了烂脚、截肢,甚至丧命的恶果。一般人可能不知道,引起糖尿病足发病的常见原因有4个:即高血糖引起的神经病变、血管病变、足变形/畸形和细菌等病原体的感染。糖尿病发生后,在长期的高血糖"浸泡"下,会引起肢体末梢神经的受损,并由此继发骨骼变形、肌肉萎缩。最常见的糖尿病患者神经损伤形式是"多发对称性周围神经病变",表现为两条腿的神经感觉减弱和丧失,下肢重于上肢,往往先从足趾麻木开始,逐渐向上发展。肢体末梢神经病变使患者的脚和小腿感觉迟钝,甚至对疼痛刺激一点感知能力都没有,这种叫"无痛性周围神经病变",导致患者对冷、热、疼痛、外伤等各种外界刺激的防护能力下降,因而,经常发生轻微的烫伤、表皮微小擦伤等,且损伤后不容易及时发现,造成损伤扩大和细菌乘虚而入,引发炎症。另一方面,长期的高血糖状况下肢体末梢血管会出现变化,管壁增厚,管腔变细,最终会导致因血液供应不足,肢体得不到充分的营养供应,细菌进入后血液卫士——白细胞不能及时到达感染区将细菌杀灭,而导致炎症的扩散和加重,最终会走向溃疡、感染,甚至坏死。又由于组织营养差,

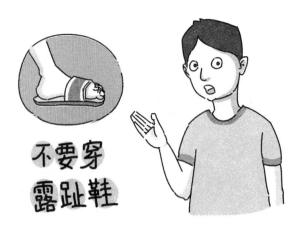

一旦皮肤破溃形成溃疡，则会经久不愈，轻者造成局部感染，重者就是向深部发展造成足趾或肢体坏死。这就是糖尿病足。如并发感染或出现了肢体坏死，细菌或腐肉等坏死物质释放的毒素大量吸收入血，引起败血症，再加上患者原本有问题的心、脑、肺、肾等重要生命脏器的功能就会更糟，可能危及患者的生命。

很多糖尿病患者糖尿病足的发生往往起因于生活中一些小的损伤。常见诱发"老烂脚"的原因有：①洗脚水太烫导致的烫伤。糖尿病患者由于神经末梢病变，对热痛觉不能感知，一次所谓的"热水泡脚"的保健行为就可导致局部烫伤，水泡形成，水泡破掉就是一个创口。②异物扎破脚底。老年患者穿鞋之前不注意检查鞋内，有些异物如图钉、针、瓜子壳或其他较尖锐的东西会扎入脚底皮肤，引起损伤和发炎。③穿鞋不当。长期穿窄小的高跟鞋可引起前脚掌压力增高，足趾受挤压，足底或受挤的脚趾久之形成鸡眼或老茧，甚或足骨质破坏形成变形或畸形，这些地方容易磨破，出现皮损。有时穿过小的新鞋当日就可以磨破足跟脚趾等处的皮肤，有了创口，细菌乘隙而入。④剪趾甲过深或不适当，引起甲沟炎。有些患者习惯把脚趾甲剪得很秃，一方面剪得过短甚至剪破甲边皮肤，另一方面趾甲边缘剪得过深给细菌侵入提供了门户。⑤去浴室修脚或自己挖老茧引起的伤口发炎。现在浴场盛行，不少人习惯找浴室师傅修修脚。但其刀具没经过严格消毒，且多人使用，增加了交叉感染的机会。还有不少患者晚上泡脚后自己拿小刀或剪刀挖掉脚底的老茧或脚趾上的鸡眼，一不小心就挖得太深，造成伤口而引起感染。⑥热水袋、热水壶焐脚或电热毯引起的烫伤。冬天时用热水袋特别是玻璃热水瓶暖脚，往往温度过高，而患者又感觉不到，造成接触瓶子的地方烫成水泡，水泡破掉就是一个伤口。⑦烤火、电疗过热但患者感觉不到，易引起烧伤。⑧穿有硬物鞋底的所谓保健鞋磨破足底。市场上卖的所谓"磁疗鞋"、"按摩鞋"等治疗鞋，对糖尿病患者不但没有保健作用，且鞋底的瓷片等会使皮肤损伤，有的患者就因此引起足底大面积溃疡。⑨穿露脚趾的鞋引起的脚趾受伤。夏天很多人喜欢穿足趾外露的凉鞋、凉拖鞋，这两年还流行穿"人字拖"，五个脚趾全暴露在外，容易被碰到、踩到或异物砸到，受伤机会大大增加。⑩赤足行走或赤脚穿皮鞋损伤脚的皮肤。到热带地区旅游时有些人喜欢赤脚走在海边沙滩、岩石上，热的沙子、砂砾和沙里的石子、异物或岩石的凹凸角可直接引起皮肤损伤。还有些人夏天喜欢赤脚穿皮鞋，若鞋里不光滑很容易弄破皮肤。⑪穿袜口过紧的袜子引起的足血流减少，或袜子内接缝粗糙磨破足趾。⑫不注意保养，足皮肤干燥、裂口。糖尿病患者由于多存在控制汗腺的自主神经病变，汗液分泌减少甚至丧失，导致脚尤其是足跟的皮肤干燥，冬天时更明显甚至皲裂。若不注意及时为脚擦点润肤霜，裂口处就是细菌侵入的门户。⑬吸烟。长期的烟瘾不但对肺有威胁，烟雾中的盐碱还会收缩血管，加剧糖尿病的血管神经并发症。有研究证实，吸烟是引起"老烂脚"的独立危险因素。

因此，为预防糖尿病足，糖尿病患者应注意从细节做起，防微杜渐。通过把握细节和仔细观察保护，80%以上的"老烂脚"是可以防治的。针对上述危险诱发因素，病友们要牢牢记住"护足十三条"。

护足十三条

- 穿柔软舒适的平跟布鞋或软皮鞋
- 穿松紧适中内无接缝的棉袜
- 穿鞋前检查鞋内，排除异物
- 温水适度洗脚：洗脚水不要太烫，35℃以下即可，泡10分钟足矣
- 每晚为脚抹些护肤油
- 勤剪趾甲，趾甲不宜剪太短
- 不到浴室修脚，不自己挖老茧
- 不穿露趾鞋
- 不用热水袋
- 不赤脚行走
- 不赤脚穿皮鞋
- 杜绝抽烟
- 每天检查一次双脚

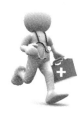

糖尿病的自我管理

糖尿病是一种慢性的全身性的疾病。 全球当前有近 2 亿 9 千万人患有糖尿病。如果不阻止糖尿病的蔓延，世界糖尿病患者在 2030 年前将达到 4 亿人以上。与此相对应的现实是，目前中国有 9 000 多万糖尿病患者，近 1.5 亿人处于糖尿病前期。虽然近年来我国糖尿病的诊断率和治疗率有了很大的提升，但仅有不到 1/3 的患者血糖达标。血糖达标率低不只是我国糖尿病防治的问题，也是全球糖尿病控制的一个难题。据国际糖尿病联盟数据显示，在世界范围内，当前已有近 2.9 亿糖尿病患者，其中 2 型糖尿病占 90%~95%，但 80% 以上患者的糖化血红蛋白无法控制在 7% 以内。大量研究已经证实，糖尿病并发症与血糖水平密切相关。血糖越高，其并发症发生风险越高。2006 年调查了中国 30 家

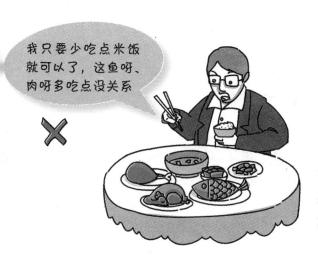

我只要少吃点米饭就可以了，这鱼呀、肉呀多吃点没关系

三甲医院专科糖尿病中心发现，严重糖尿病眼病、脑卒中等并发症发病率持续升高。血糖控制伴随患者终生，是一个漫长的过程。很多事需要患者自己来做，这就是糖尿病患者的自我管理。

糖尿病的自我管理

一、糖尿病的教育与心理调整

患者自己必须具备糖尿病相关的基础知识，真正了解糖尿病的疾病特点和危害性，这样才能做到"知己知彼"，而不是盲目的、被动去接受。中华医学会糖尿病学分会教育与管理学组 2010 年在全国多个城市完成的 5 961 例 2 型糖尿病患者自我管理调查显示，有 83% 的患者是通过医务人员了解糖尿病知识的；患者对使用胰岛素知识、饮食以及足部护理等知识掌握较差，认知正确率不足 20%。另外，有 61.4% 糖尿病患者不懂饮食控制，36.88% 不懂运动控制。调查表明，患者对糖尿病知识掌握情况普遍较差。要正确对待糖尿病，心理调整非常重要。既不要特别紧张、焦虑，又不要满不在乎，不当回事，否则的话都会为此付出代价。正确的方法应该是既来之、则安之，战略上藐视、战术上重视。每个人应该结合自身特点选择合适的教育方法。比如说文化水平比较高，理解能力比较强的，可以选择糖尿病教育的书籍、材料，自我学习并融会贯通，往往能够取得比较好的效果。但是如果文化程度低，甚至阅读都有一定困难的患者，可以定期参加医院和社区组织的糖尿病系列讲座。这些讲座往往简单易懂，图文并茂，很容易接受。

二、糖尿病患者需要饮食控制

这是自我管理最重要的一环，也是血糖控制的重要基础。碳水化合物是人体主要的能量来源，应占全天总热量的 50%~60%，主要来源为米饭、面包、馒头、面条、玉米等主食。蛋白质是维持生命和组成机体结构的重要物质基础，应占全天总热量的 15%~20%，主要来源为瘦肉、鱼虾、蛋白、乳制品、豆类等食物。脂肪是维持机体正常功能所必需的，但饱和脂肪酸和胆固醇应限量摄入，占全天总热量的 25%~30%，主要来源为动物脂肪、烹调用油、坚果等食物。糖尿病人在血糖控制良好的时候是可以食用水果的，但应将水果的热量计入每日总热量内。水果可以在两餐之间为加餐用，这样既不至于血糖太高，又能防止发生低血糖。含糖量相对较低的水果有：西瓜、苹果、梨、橘子、猕猴桃等，香蕉、红枣、荔枝、柿子等都是含糖量较高的水果。

饮食的控制有 5 条基本原则

（1）**积极控制总热量**。千万不要陷入"单纯控制主食"的误区。主食吃得少，热量不够，机体就会分解自身的蛋白质和脂肪来提供能量，反而可能加重病情。健康的人一天应吃 200~250 克主食，糖尿病患者一天也要吃 200 克主食，运动量大的话可以适当增加。在控制主食的同时也要注意副食，注意烹调油，控制零食，要控制总热量。糖尿病患者要科学安排主食和副食。主食是血糖的主要来源，其摄入量理应予以控制。但副食中的蛋白质、脂肪进入体内，照样也可变成血糖，成为血糖的来源。

（2）**合理地安排各种营养成分**。比如说碳水化合物、脂肪和蛋白质三者摄取的比例，基本的要求是碳水化合物的热量占总热量的 55% 左右，脂肪占 25% ~30% 左右，其他是蛋白质。大多数食物糖尿病患者都能吃，主要是控制摄入的"量"，一般掌握在"六七分饱"这个尺度。

（3）**少量多餐的原则**。即一天不少于三餐，一餐不多于 2 两。可以根据自身情况适当在两餐之间加餐，比如牛奶、小点心及饼干等。

（4）**高纤维饮食原则**。不要食不厌精，要多吃粗粮、蔬菜，对糖尿病患者是非常有利的。

（5）**戒烟限酒**。吸烟对糖尿病患者是非常有害的，抽烟不但容易升高血糖，而且还容易引起并发症。酒要看种类，有一些品种可能对糖尿病患者影响不大，像干红、干白等，可以适量饮用。

三、积极进行体育锻炼

运动治疗对糖尿病患者非常有益，但是不宜参加激烈的比赛和剧烈的无氧运动，要循序渐进、量力而行并持之以恒。运动的时间应从第一口饭算起的饭后一小时开始运动，此时血糖较高，运动不易发生低血糖。在平时的生活和工作中，也可以进行运动，时间和内容可灵活选择。应避开药物作用高峰，以减少发生低血糖。对于体重正常的患者，运动所消耗的能量要等于饮食摄入的能量，对肥胖和超重的人要达到减肥的目的，运动消耗的能量应大于饮食摄入的能量。年龄在 70 岁以下，无严重合并症并在注意控制饮食的人，一天的运动量消耗在 300 千卡左右为宜。运动时自我感觉周身发热、微微出汗，但不能是大汗淋漓。早晨气温较低，而糖尿病患者又多有心脑血管并发症，遇冷空气刺激或劳累后，容易突然发病。如果是空腹锻炼，易诱发低血糖，甚至引起低血糖昏迷。所以，运动时间最好在下午或晚饭后锻炼 1~2 小时。锻炼前喝 150~200 毫升温开水。注射胰岛素 1~2 小时内不宜锻炼。

四、配合医生进行药物治疗

药物治疗并不单纯是医生的事，实际上是患者和医生共同制订方案。糖尿病患者应该掌握基本的药物知识，不要完全陷入被动，别人给什么就吃什么，能够主动地、积极地参加糖尿病的治疗。相对来说药物知识稍微难一些，但是也不要完全不懂药，甚至有些患者连吃的是什么药都不知道，怎么能够配合医生。另外就是不要轻易相信虚假广告。现在市面上经常看到一些祖传秘方或者保健品的宣传，疗效无限夸大，千方百计吸引、蒙骗患者。患者不要对此抱有任何幻想，如果降糖广告说能根治糖尿病，就是骗人的。有些广告表示患者不用终身服药，这明显是违背常识的，因为糖尿病是慢性病，患者需要终身服药，以保持血糖平稳。因此广大患者及家属要练就"火眼金睛"，提高识别能力。确实难以辨别的，最好向在正规医院执业的专科医师咨询。

以下几种情况应该尽力避免：① 选择降糖方案要根据患者病情，区别对待，不可照方套用；一定要在医生指导下用药，决不可以随意滥用。②用药后即使血糖控制平稳，不可随意停药或突然中断，否则会使病情恶化，甚至出现急性并发症。③服药期间，注意药物之间的相互作用；用法用量要遵医嘱，不可擅自加量或减量，导致医生误判病情。

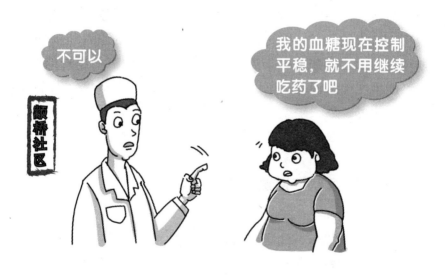

五、血糖自我监测必不可少

血糖检测是对糖尿病病情进行有效管理的关键，严格的血糖控制能够显著降低糖尿病患者发生血管并发症的风险。资料显示，我国现有糖尿病患者中只有 32% 注射胰岛素的患者进行自我血糖监测；口服及注射胰岛素合用的患者，自我血糖监测平均频率为 4.5

次 / 月，单独使用胰岛素的患者自我血糖监测频率仅为 2.8 次 / 月。

血糖监测时间为：血糖水平很高者，有低血糖风险者（老年人、血糖控制较好者）需餐前检测血糖；空腹血糖控制良好但仍不饿能达到治疗目标者应在餐后 2 小时血糖检测；胰岛素治疗者，特别是中长效胰岛素治疗者需在睡前血糖检测；胰岛素治疗已接近目标而空腹血糖仍高者需夜间血糖检测；出现低血糖症状及剧烈运动前后应及时检测血糖。另外，还要定期到医院进行静脉血检查，包括糖化血红蛋白、糖化白蛋白。

选择合适的血糖仪：虽然目前在我国使用的血糖仪适用于绝大多数糖尿病患者。但是，因不同的酶对各种干扰的敏感性不同，也决定了不同的血糖仪适用的人群不同。尤其在一些特殊情况下，如呼吸衰竭、心力衰竭、严重感染和生活在高原的缺氧人群，使用基于葡萄糖氧化酶原理的血糖仪，可能出现检测误差；而接受含麦芽糖药物治疗的患者，接受含环糊精的腹膜透析的患者和接受大量丙种球蛋白治疗的患者，如果使用基于葡萄糖脱氢酶原理的血糖仪，就可能出现检测误差。所以，糖尿病患者需要了解仪器工作的基本原理，才可以最大限度避免临床药物、患者体内成分、环境等因素的干扰，使血糖检测的数据更加精准。

六、注意病情监测

（1）早期诊断，注意糖尿病的线索

◎ 有糖尿病家族史者，如其父母、兄弟姐妹、子女或其他亲属（配偶不在其内）中有糖尿病者。

◎ 肥胖者，特别是原先肥胖，近来体重和体力下降者。

◎ 有"三多一少"症状者（多饮、多食、多尿，体重减少）。

◎ 视力减退或者模糊。

◎ 皮肤瘙痒，容易生疔长痈以及皮肤损伤后难以愈合者。

值得注意的是，不是所有的糖尿病患者都有明显的症状。近几年很多初发糖尿病患者都是在体检时被发现的。

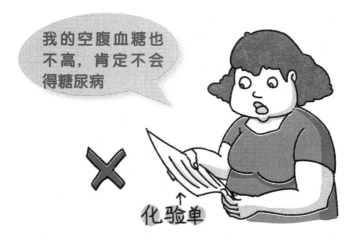

我的空腹血糖也不高，肯定不会得糖尿病

化验单

（2）初诊糖尿病，收集信息很重要。空腹血糖不高就排除糖尿病，这是不科学的。在我国受饮食习惯的影响，餐后血糖比空腹血糖诊断价值更大，敏感性更高。为了全面了解患者身体状况，优化治疗方案，初诊患者至少应做以下几种化验和检查。

◎ 空腹及餐后血糖：以了解血糖水平决定用药方案。

◎ 尿常规：关注有没有尿酮体、尿蛋白，以利于并发症筛查和排除酮症存在的可能。

◎ 肝、肾功能：为选择用药提供依据。

◎ 血脂：胆固醇、甘油三酯和低密度脂蛋白胆固醇高而高密度脂蛋白胆固醇低的患者需要适当使用调脂药物。

◎ 胰岛功能：对选择用口服药还是胰岛素有重要意义。

◎ 相关抗体：主要是谷氨酸脱羧酶抗体（GADAb)和酪氨酸磷酸酶抗体（IA2Ab），对区分1型还是2型糖尿病有诊断价值。

◎ 身高和体重：对了解患者的基础情况很有帮助，有利于药物种类的选择，同时也给以后的体重监测留下一个基础材料，可进行系统比较。

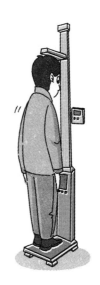

（3）随身携带小卡片。患者应随身携带一张

病情说明卡，标注自己的姓名、年龄、电话号码、家庭住址和电话、联系人姓名、所患疾病、所使用药物或胰岛素等情况。一旦发病，医师能最快地了解患者的病情和可能发生急症情况的原因，迅速作出诊断并采取最恰当的急救措施，使患者得到及时的救治。

有资料显示通过糖尿病自我管理，无论在空腹血糖、餐后血糖和糖化血红蛋白水平都较干预前显著下降，其中糖化血红蛋白平均下降 2.9%，显著低于对照组。患者血糖达标率达到 75%，远超国内平均水平（25%）。此外，超重肥胖情况得到改善，一些不良或错误的生活习惯得到纠正。通过健康教育、自我管理，治病还能更省钱。随意购买保健品、胡乱就医的情况减少了，而且发生重大并发症的风险降低，节省了巨额的急救、住院费用。患者的自信程度、自我满意度得到提升。2013 年国内外糖尿病指南更加强调治疗方案个体化，这需要患者提高认识，加强自我管理，才能更好地控制血糖，减少急慢性并发症及心脑血管终点事件的发生。

图书在版编目（CIP）数据

糖尿病小屋/郭跃武,孙向彤主编.—上海:复旦大学出版社,2014.5
（上海人民广播电台《活到100岁》节目系列丛书）
ISBN 978-7-309-10566-7

Ⅰ.糖⋯ Ⅱ.①郭⋯②孙⋯ Ⅲ.糖尿病-防治-普及读物 Ⅳ.R587.1-49

中国版本图书馆 CIP 数据核字(2014)第 075650 号

糖尿病小屋
郭跃武 孙向彤 主编
责任编辑/宫建平 王 瀛

复旦大学出版社有限公司出版发行
上海市国权路 579 号 邮编:200433
网址:fupnet@ fudanpress.com http://www.fudanpress.com
门市零售:86-21-65642857 团体订购:86-21-65118853
外埠邮购:86-21-65109143
浙江省临安市曙光印务有限公司

开本 787×960 1/16 印张 10.25 字数 180 千
2014 年 5 月第 1 版第 1 次印刷
印数 1—10 100

ISBN 978-7-309-10566-7/R·1379
定价:36.00 元